AF261835

CONFORMATION OSSEUSE DE LA TÊTE

CHEZ L'HOMME ET LES VERTÉBRÉS

MONTPELLIER. — TYPOGRAPHIE DE BOEHM ET FILS.

ANATOMIE PHILOSOPHIQUE

CONFORMATION OSSEUSE

DE LA TÊTE

CHEZ L'HOMME ET LES VERTÉBRÉS

PAR

Camille BERTRAND

DOCTEUR EN MÉDECINE

Prosecteur de la Faculté de Médecine de Montpellier, Secrétaire de la Société de Médecine
et Chirurgie pratiques de la même ville, etc., etc.

PARIS

VICTOR MASSON & FILS, LIBRAIRES-ÉDITEURS

Place de l'École-de-Médecine.

1862

À mon excellent Maître

Le Professeur Charles ROBIN,

Professeur d'Histologie á la Faculté de Médecine de Paris,
Docteur ès-Sciences, Chevalier de la Légion d'Honneur, etc., etc.

A Messieurs

LES PROFESSEURS DE LA FACULTÉ DE MÉDECINE

DE MONTPELLIER

CONFORMATION OSSEUSE
DE LA TÊTE
CHEZ L'HOMME ET LES VERTÉBRÉS

INTRODUCTION

L'introduction est la seule partie de l'ouvrage où l'auteur puisse exposer les raisons qui l'ont dirigé dans le choix de son sujet. Rien n'est plus embarrassant, pour celui qui débute dans la carrière médicale, que de chercher au milieu des questions qui lui sont le plus familières, celle qui servira de titre à sa dissertation inaugurale. Un sujet qui paraissait facile à traiter dès le début, se complique bientôt de difficultés telles que le découragement survient et force à abandonner des recherches commencées avec le téméraire enthousiasme de la jeunesse. C'est là une loi commune à laquelle bien peu de personnes échappent.

Après avoir affronté divers problèmes d'anatomie générale, d'anatomie pathologique et de physiologie, je me suis senti entraîné vers une étude qui semble au premier abord sortir du cadre des études médicales, mais qui cependant s'y rattache par des liens intimes.

Nommé prosecteur au concours de 1857, j'ai fait, pendant les quatre années qui viennent de s'écouler, le cours complémentaire d'anatomie dont le prosecteur est chargé dans notre Faculté durant le semestre d'hiver. L'étude du squelette de l'homme m'a occupé à plusieurs reprises, et j'ai pu me convaincre que l'ostéologie humaine, telle qu'elle est enseignée en général dans les ouvrages d'anthropotomie, manque de cet enchaînement d'idées, de ce lien philosophique qui peuvent seuls aider la mémoire et satisfaire l'esprit. La connaissance des squelettes des vertébrés me semble réellement indispensable, car elle seule nous permet de comprendre l'ostéologie de l'homme. « On ne peut comprendre à fond, dit M. le professeur Owen [1], l'ostéologie de l'homme avant de connaître le type dont elle est la modification, et le premier pas vers cette connaissance est la détermination des segments vertébraux ou des groupes naturels des os dont se compose l'endosquelette des animaux vertébrés. » Convaincu de la vérité de cette assertion, je n'ai point hésité à diriger mes recherches dans cette voie.

Les descriptions arides des os étudiés dans leur forme, leur volume et tous leurs minutieux détails, fatiguent l'intelligence sans beaucoup de profit. On retiendra, par exemple, beaucoup mieux la disposition des condyles occipitaux de l'homme, si l'on sait que chez les reptiles et les oiseaux ce condyle est unique, mais qu'il tend à se diviser à mesure qu'on s'élève dans l'échelle animale. On verra alors ces condyles déjà doubles, quoique se touchant complètement dans le castor et le cabiai, séparés l'un de l'autre par une simple ligne dans le chameau et l'antilope, s'écartant encore plus dans les ruminants et les rongeurs, pour enfin se diriger obliquement en arrière et en dehors chez l'homme, où ils sont séparés par un espace assez considérable. Les diverses

---

[1] Principes d'ostéologie comparée, ou Recherches sur l'archétype et les homologies du squelette vertébré. Paris, 1855, pag. 172,

pièces osseuses distinctes de l'occipital, du sphénoïde, du temporal, rappelleront de même la disposition des germes osseux des parties correspondantes chez le fœtus humain. Pour le même motif, il est indispensable d'établir un parallèle entre l'homme et les animaux, non pas tant au point de vue des différences qui séparent ces organismes, qu'au point de vue de leurs nombreuses analogies. Suivez la conformation osseuse du membre thoracique dans tous les vertébrés, et vous saisirez alors ce qu'il y a de fondamental dans cette charpente ; vous vous rendrez compte des modifications successives qu'éprouve chaque partie pour former une nageoire, une aile, une patte, un bras, et vous aurez là une succession de faits que l'analogie vous permettra d'embrasser d'un coup d'œil général.

L'analogie est donc la loi de l'enchaînement des êtres, comme elle est la loi de l'enchaînement des idées.

Notre siècle se sera à jamais rendu mémorable par la marche philosophique qu'il a imprimée aux sciences. On a compris que l'étude des détails et des faits ne fournissait que les matériaux d'un édifice dont les bases doivent être des lois générales. La découverte des faits isolés ne constitue pas la science. Vouloir restreindre l'histoire naturelle à des descriptions minutieuses et éparses, sans aucun lien pour les réunir en un faisceau doctrinal, serait la rabaisser. Une science ne mérite ce nom que tout autant que le raisonnement vient féconder les faits et que des lois sont établies. Les lois, à leur tour, sont des points de repère auxquels se rattachent les faits individuels, et, découlant de ces faits eux-mêmes, elles servent à en découvrir de nouveaux.

On a cru longtemps que la connaissance des phénomènes de la vie était au-dessus de la portée de l'intelligence

humaine, et on s'est contenté alors d'étudier ces phénomènes sans essayer de les décomposer en éléments plus
simples. Quoique aujourd'hui nous ne possédions encore que
des données restreintes sur le plan général de la formation
animale, nous sommes en droit d'affirmer néanmoins que le
progrès vient de ce que des rapports analogiques ont été
établis entre des phénomènes d'un ordre semblable. Ces rapports nous ont montré que la difficulté est plus apparente
que réelle, et qu'elle est généralement produite par nos
propres préjugés. « La sagacité du philosophe, dit M. Car-
penter [1], se déploie plus souvent dans cette découverte de la
relation des faits comparés entre eux, que dans les conséquences qui découlent de ces comparaisons. » Mais quel est
le guide assez puissant pour nous diriger dans ces comparaisons? L'ANALOGIE! c'est-à-dire le raisonnement appliqué à la
comparaison des faits de même nature. N'est-ce pas le plus
noble exercice auquel puisse se livrer l'esprit humain? N'est-ce
pas là reconnaître toute l'importance du service que la philosophie peut rendre aux sciences?

Jetez un coup d'œil d'ensemble sur les sciences modernes,
et vous verrez que leur progrès se rattache toujours à une
découverte fondamentale qui en a changé la face. — Certes,
s'il est une science dont les progrès rapides aient frappé d'admiration le monde entier, c'est bien la chimie. A quelle
cause attribuer ce degré de perfection acquis par la chimie
dans l'espace de quelques années? Par quel merveilleux
moyen a-t-elle pris place au premier rang parmi les sciences?
La réponse se trouve dans l'histoire de cette science elle-
même. Avant les Lavoisier et ses successeurs on connaissait
sans contredit beaucoup de corps, on avait étudié leurs pro-

---

[1] *Principles of comparative Physiology*. London, 1854, fourth edit., pag. 2.

priétés, mais le hasard seul présidait aux découvertes. Les lois générales, les théories, le raisonnement faisaient encore défaut. Pour tirer la chimie de ce chaos, il fallait une intelligence d'élite, dont la haute portée philosophique pût embrasser la nature dans son ensemble, et qui, sans dédaigner d'entrer dans les détails, sût cependant se servir du raisonnement pour découvrir les lois dont les faits ne sont que l'expression. « Ce n'est pas, dit M. le professeur Béchamp[1], la découverte d'un corps, d'un fait qui fonde la science; non, c'est la révélation d'une notion, d'une idée; c'est en allant au fond des choses, en *découvrant*, dévoilant à l'aide de cette idée ce qui était caché, en dégageant la réalité de l'apparence, en révélant un axiome nouveau, en créant une méthode nouvelle, et, peut-on le dire? en révélant la matière au monde étonné, la matière avec son autonomie, son immutabilité et son activité, que Lavoisier a fondé un édifice durable sur des bases indestructibles. »

La chimie a passé par les mêmes phases que l'histoire naturelle. Les corps étudiés isolément ne montraient que des propriétés différentes, et recevaient par suite des noms spéciaux. Mais par les progrès de la science, on aperçut bientôt les relations et les rapports que ces corps présentent entre eux, soit dans leur mode de constitution, soit dans la manière dont ils se comportent en présence de certains agents. Des lois générales sont posées pour expliquer les phénomènes, une nomenclature est établie et assigne une place à chaque corps. « En déterminant, dit Fourcroy[2], les avantages et l'étendue de sa science, le chimiste s'élève bientôt à l'explication des phénomènes de la nature; il comprend les causes

---

[1] *Montpellier médical*, avril 1862, 3e lettre sur la Chimie, pag. 342.

[2] Philosophie chimique. Paris, 1806, 3e édit., pag. 5.

et les effets de ces phénomènes, et, ce qui est encore plus sublime, il finit par pouvoir *comparer* entre eux ces phénomènes, par fixer leur dépendance mutuelle, leurs liaisons, leurs rapports et leur classification. »

Qu'on nous permette de faire sentir toute la portée de cette pensée, à l'aide d'un exemple tiré de ces lois chimiques que désirait Fourcroy, et qui resteront comme une des plus belles conquêtes des travaux modernes.

Prenons les alcools :

$C^2H^4O^2$	alcool méthylique.	$C^8H^{10}O^2$	alcool butylique.
$C^4H^6O^2$	— éthylique.	$C^{10}H^{12}O^2$	— amylique.
$C^6H^8O^2$	— propylique.	$C^{12}H^{14}O^2$	— caproïque.

Nous pouvons, dans ces alcools disposés en série homologue, enlever un équivalent d'eau et obtenir ainsi une série d'*éthers* homologues aussi et comparables à ces alcools. Nous pouvons encore, en enlevant un second équivalent d'eau, arriver à des termes plus simples, les *hydrogènes carbonés*, qui sont les radicaux de ces alcools et de ces éthers :

Série des éthers.		Série des hydrogènes carbonés.	
C^2H^3O	éther méthylique.	C^2H^2	(inconnu).
C^4H^5O	— éthylique.	C^4H^4	éthylène.
C^6H^7O	— propylique.	C^6H^6	propylène.
C^8H^9O	— butylique.	C^8H^8	butylène.
$C^{10}H^{11}O$	— amylique.	$C^{10}H^{10}$	amylène.
. . . .	. . . .	. . . .	

Ce n'est pas tout; les molécules des alcools ci-dessus peuvent être soumises à des agents d'oxydation dont le premier effet sera d'enlever à l'état d'eau deux équivalents d'hydrogène en formant les *aldéhydes*. Une action oxydante plus énergique déterminerait la fixation de deux équivalents d'oxygène sur ces mêmes aldéhydes, en donnant naissance à la série homologue des *acides*.

Série des aldéhydes.	Série des acides.
$C^2 H^2 O^2$	$C^2 H^2 O^4$ acide formique.
$C^4 H^4 O^2$	$C^4 H^4 O^4$ — acétique.
$C^6 H^6 O^2$	$C^6 H^6 O^4$ — propionique.
$C^8 H^8 O^2$	$C^8 H^8 O^4$ — butyrique.
$C^{10}H^{10}O^2$	$C^{10}H^{10}O^4$ — valérique.
. . . . .	. . . .

On remarquera que, guidés par la simple loi de l'homologie, les chimistes n'hésitent pas à établir en série les termes inconnus. Ainsi, lorsque MM. Dumas, Péligot et Balard eurent découvert et étudié les alcools méthylique et amylique, M. le professeur Chancel, inspiré par cette belle théorie, a cherché et trouvé un des termes les plus intéressants de la série des alcools (*alcool propylique*) inconnu jusqu'à ses travaux. Cette découverte n'est-elle pas la confirmation la plus éclatante de ce que nous avions énoncé plus haut?

Aujourd'hui on est tellement convaincu de la vérité et de la certitude de la loi de l'homologie, que le chimiste prévoit à coup sûr quelles seront les propriétés physiques et chimiques des corps en série même avant de les avoir isolés. Une chose remarquable, en effet, c'est que tous les termes des séries ci-dessus, *alcools, éthers, aldéhydes* ou *acides*, varient successivement entre eux de C^2H^2, et qu'à chaque condensation d'une molécule nouvelle de ce radical C^2H^2 correspond une élévation de 20° environ dans le point d'ébullition. La densité, la volatilité, l'odeur, etc., suivent les mêmes relations sériaires et peuvent se déterminer avec une précision remarquable avant l'isolement des corps qui restent à découvrir.

Ce n'est pas seulement en chimie que l'on peut apprécier la force du raisonnement et l'importance des lois générales ; l'astronomie va nous en fournir des preuves tout aussi frappantes.

Newton , analysant les résultats des observations de Ké-
pler, arriva à cette conclusion : que la force nécessaire pour
produire les mouvements des planètes devait être constamment dirigée du centre de la planète au centre du soleil.
Cette force est en raison directe des masses et en raison inverse du carré des distances. Si l'on étend cette loi d'attraction à toutes les planètes qui doivent s'attirer entre elles, de
même qu'elles sont attirées par le soleil, on peut à l'aide du
calcul tracer pour chacun de ces corps la route qu'il doit
suivre dans l'espace. Pour la plupart des planètes, la route
ainsi déterminée concorde suffisamment avec celle que donne
l'observation directe. La planète *Uranus* semblait cependant
faire exception à cette règle. Les astronomes, en cherchant
à s'expliquer la cause de cette anomalie, furent amenés à
penser que cette perturbation devait être le résultat de l'attraction exercée sur *Uranus* par une planète qui avait jusqu'alors échappé à l'observation. M. Le Verrier, en présence
de ces faits , se posa le problème suivant : Connaissant,
d'une part, la route que devrait suivre Uranus, en vertu
de l'attraction du soleil et des planètes connues, et d'autre
part, la route qu'elle suit réellement, déterminer quelles doivent être la position et la masse d'une planète qui, par son
attraction, est capable de produire les différences constatées
entre la trajectoire indiquée par le calcul et la trajectoire
observée. Le problème étant ainsi posé, cet astronome est
arrivé par ses calculs à dire qu'il devait exister une planète
occupant telle position dans l'espace ; et, en effet, le télescope
dirigé vers le point désigné a révélé l'existence de la planète
Neptune.

Dans l'étude du règne végétal, il est des cas où le raisonnement permet de conclure d'après un petit nombre de faits

de même nature à l'existence d'un principe général. Ce principe, à son tour, sert à découvrir de nouveaux faits qui rentrent sous la loi commune et qui viennent ainsi prouver l'exactitude du principe posé.

Une plante·phanérogame se compose d'un axe (tige et racine) et d'appendices (feuilles et fleurs). Ces appendices sont sujets à mille modifications dans leurs formes, dans leur mode d'arrangement ; mais le caractère essentiel persiste toujours. Dans son écrit sur la Métamorphose des plantes, Gœthe[1] a indiqué tous les changements successifs qu'éprouve la feuille , depuis l'état de *cotylédon* jusqu'à celui de fleur ou partie de fleur. Cette recherche établit de la manière la plus frappante comment un organe peut se transformer en nouveaux organes de formes et de fonctions variées. C'est ainsi que la FEUILLE peut se transformer : 1º en *bractées* de couleurs diverses (roses dans le *Bougainvillea rosea*, vertes dans la *digitale*) ; 2º en *vrilles* (dans les *Pisum* et les *Lathyrus* et même en un godet aquifère muni d'un opercule dans les *Nepenthes*) ; 5º en sépales (*Githago segetum*, certaines *tulipes*) ; 4º en *pétales* (exemple très-évident dans le *Nymphæa alba*) ; 5º en *étamines* (*Nymphæa alba*, *Ornithogalum* et autres) ; 6º en *carpelles* (dans le *cerisier double* où le carpelle reste à l'état de feuille et ne se transforme pas en drupe).

On peut, à l'aide d'une étude analogue à la précédente, chercher à ramener à un type fondamental cette grande variété apparente dans le mode d'insertion des feuilles sur les tiges, et l'on voit que ce type est la spire. En effet, les organes appendiculaires sont originellement disposés en spire

---

[1] Œuvres d'histoire naturelle, traduites et annotées par M. Ch. Martins. Paris, 1837, pag. 209.

hélicoïde autour de l'axe végétal. Si sur une branche de poirier, par exemple, on prend une feuille pour point de départ et qu'on la marque du signe zéro, qu'on numérote successivement 1, 2, 3, 4 les feuilles placées au-dessus, on verra que la feuille 5 recouvre exactement la feuille zéro, et, comme pour arriver de la feuille zéro à la feuille 5 on a fait deux fois le tour de la tige, on exprime cette disposition par la fraction 2/5. Le nombre de feuilles contenues dans le *cycle* varie dans des proportions étendues ; de telle sorte que si le numérateur d'une fraction indique le nombre de tours de spire, et le dénominateur le nombre de feuilles comprises dans ces tours, on reconnaîtra que, pour les Cypéracées, la fraction ou cycle est 1/3 ; pour les Rosacées et la plupart des dicotylédones, 2/5 ; pour l'*Agave americana* 3/8 ; dans l'*Euphorbia characias* et les cônes de Pin 8/21, etc., etc. Ces fractions, qui sont en progression arithmétique, permettent d'indiquer d'avance la position que les feuilles occuperont autour de la tige[1].

La loi du balancement des organes établie par Gœthe, et la loi de symétrie posée par De Candolle, nous fourniraient encore des cas intéressants à l'appui de cette manière de voir.

Les quelques exemples que nous avons choisis pour développer notre pensée suffisent, nous l'espérons du moins, pour prouver la nécessité de l'étude des lois dans les sciences. Il nous reste maintenant à rechercher s'il est possible, en Histoire Naturelle, d'établir des principes généraux, et si la connaissance de ces principes mène à des résultats capables de faire progresser cette science.

---

[1] Mémoires sur la disposition géométrique des feuilles et des inflorescences, par L. et A. Bravais. Paris, 1838.

L'observation [1], dégagée de toute considération métaphysique, nous conduit à ce merveilleux résultat : que la nature a toujours mis en œuvre les mêmes matériaux pour la création des animaux. Ce fait, aujourd'hui hors de doute par suite de nombreuses recherches, constitue la *théorie de l'unité de composition organique*. Quelques auteurs ayant employé comme synonymes les mots : *conformité organique, unité de composition, théorie des analogues*, ces mots ont perdu par cela même leur signification propre. La valeur respective de ces différentes expressions nous semble néanmoins assez tranchée.

Nous dirons avec Dugès que : « l'expression de *conformité organique* donne assez à entendre qu'il ne s'agit ici que d'analogies très-prochaines de *concordance* entre toutes les organisations ou formes animales [2]. »

Quant à la théorie de l'*unité de composition*, elle consiste dans le fait suivant, que la méthode comparative a permis de constater de la manière la plus frappante : tous les animaux, malgré leur différence de forme, volume, couleur, etc., sont susceptibles d'être décomposés par le dédoublement anatomique et d'être ramenés à un seul et même type de composition organique. Cette unité de composition est de la plus haute évidence si l'on étudie la matière organisée à l'état d'éléments anatomiques (granulations, noyaux, cellules, ovules, spermatozoïdes...). Elle est encore très-manifeste dans les appareils des animaux comparés entre eux. Elle est moins visible dans l'étude des systèmes, des organes ;

---

[1] Je dois avertir que ce passage est extrait d'un article que j'ai publié dans le *Montpellier médical*, numéros de décembre 1861 et février 1862.

[2] Dugès ; Sur la conformité organique dans l'échelle animale. Montpellier, 1832, pag. 11.

mais dans aucun cas il ne faut rapprocher par comparaison les parties d'ordres divers.

Enfin, la *théorie des analogues* se basant sur les analogies que les parties présentent, soit entre elles dans un même animal, soit avec les parties correspondantes dans des animaux différents, cette théorie repose sur des principes fournis par l'observation (*principes des connexions, du balancement des organes, de l'affinité élective*).

C'est en se fondant sur ces *lois d'analogie* que le naturaliste pourra embrasser d'un coup d'œil général les rapports qui relient les animaux entre eux. Les organes, les systèmes, les appareils montreront toujours leur identité spécifique, car l'anatomiste-philosophe ne se laissera pas arrêter par les mille variétés de forme, volume, fonction. La voie du progrès n'est-elle pas dans la généralisation des faits? Les nouvelles recherches sur l'homologie permettent d'établir une nomenclature homonymique pour l'ostéologie de tous les vertébrés, par la démonstration rigoureuse des analogies de toutes les pièces osseuses. On obtiendra plus tard le même résultat pour la myologie, la névrologie, etc. Les squelettes des animaux, depuis le poisson jusqu'à l'homme, ne sont que des modifications les uns des autres, et à travers ces variétés sans nombre il est toujours facile de suivre, grâce aux analogies, les modifications du plan primitif. La *variété* dans l'*unité*, telle est l'expression la plus simple et la plus générale de l'organisation animale. Comme nous voilà déjà loin de l'époque, cependant si rapprochée, où l'on croyait à une organisation différente pour chaque être en particulier! Et il fallait bien qu'il en fût ainsi, puisqu'on avait admis une anatomie humaine, une anatomie vétérinaire, une anatomie pour les oiseaux, les reptiles, les poissons! Restreignant leurs recherches à une seule classe d'animaux, les auteurs appliquaient des dénominations arbitraires aux organes qu'ils regardaient comme spéciaux aux êtres qu'ils étudiaient. Faute d'investigations ils ne pouvaient saisir les analogies de ces organes ; de là, les mots de canon, sabot, couronne, petit-pied , imposés par les vétérinaires ; ceux d'os homoïde, intermaxillaire, carré, inventés par les ornithologistes, et ainsi de suite. Aujourd'hui, toutes ces dénominations vicieuses (car ne procédant pas par comparaison elles ne parlent nullement à l'esprit) disparaissent peu à peu du langage scientifique, et ce résultat est une conséquence de la marche philosophique imprimée aux études anatomiques.

Mais là ne se bornent pas les progrès dus aux recherches d'analogie. L'homologie générale, s'élevant à des vues d'ensemble, nous montre la *signification* des parties ; et, depuis que la *théorie de la vertèbre* nous est acquise , la composition du squelette se manifeste clairement à nous. La charpente osseuse des vertébrés dérivant d'un même type, il nous est permis de rechercher ce type primitif ou archétype, et de constater ensuite que le squelette entier n'est qu'une série de segments osseux vertébraux portant des appendices appelés membres.

L'homotypie elle-même nous dévoile encore une série d'analogies du plus grand intérêt. Le parallèle entre le membre thoracique et le membre pelvien, établi d'abord par Vicq-d'Azyr, a été poursuivi de nouveau par MM. Bourgery, Flourens , Gerdy...; mais c'est à M. le professeur Charles Martins [1] que revient l'honneur d'avoir prouvé avec la der-

---

[1] Nouvelle comparaison des membres pelviens et thoraciques chez l'homme et chez les mammifères déduite de la torsion de l'humérus. (Mém. de l'Acad. des sciences et lettres de Montpellier, 1857. — Ann. sc. nat. (Zoologie), 4e série, tom. VIII, pag. 45; 1857. — *Untersuchungen zur Naturlehre des Menschen und der Thiere, von Moleschott,* tom. VI ; 1860.)

nière évidence que la comparaison devait être faite entre les membres supérieur et inférieur du même côté. Pour arriver à ce résultat, M. Martins a compris qu'il fallait détordre l'humérus et a montr ainsi que : « le membre pelvien est le membre type ; le membre thoracique une répétition dans laquelle la torsion de l'humérus joue le rôle principal, car elle change le sens de la flexion, qui devient antérieure de postérieure qu'elle était dans le membre abdominal.» La torsion de l'humérus n'est pas spéciale à l'homme, on la rencontre dans les mammifères, les oiseaux et les reptiles vivants et fossiles ; la différence ne porte que sur le nombre de degrés. Cette torsion est *virtuelle*, et néanmoins elle a entraîné toutes les conséquences d'une torsion réelle. On observe des faits analogues de torsion, renversement ou rotation *virtuels* dans le règne végétal et jusque dans le règne minéral. M. Martins remarque en effet que dans la tribu des Ocimoïdées la corolle naît renversée, quoiqu'à aucune époque on n'ait pu voir ce renversement s'opérer ; dans certains cristaux hémitropes de sulfate de chaux (dits en fer de lance) on admet que la moitié droite a tourné de 180° sur la moitié gauche, et, quoique cette rotation soit *virtuelle*, la plupart des minéralogistes cependant l'admettent et en constatent les effets. Les faits avancés plus haut à propos de la torsion de l'humérus se trouvent corroborés par les nouvelles recherches de M. Martins sur l'ostéologie comparée des articulations du coude et du genou. Je renvoie le lecteur à ce mémoire, qui a paru tout récemment[1].

En faisant l'application des lois précédentes et prenant les

---

[1] Ostéologie comparée des articulations du coude et du genou chez les mammifères, les oiseaux et les reptiles. (Mém. de l'Acad. des sciences et lettres de Montpellier, 1862.

analogies pour base, on voit que les diverses tribus ne sont point formées d'après des modèles indépendants les uns des autres, et qu'au contraire elles obéissent toutes à une règle de conformité générale. Les conditions particulières à chaque animal, sa manière de vivre, ses rapports avec les autres êtres de la création, les adaptations fonctionnelles ont nécessité une série de changements qui ne sont que des modifications du plan primitif. Chaque tribu se subdivisant en classes, ordres, familles, genres, espèces, le type général présente une succession de modifications qui ne masquent en rien le caractère spécifique du type. Le *type vertébré* se reconnaît aisément dans l'homme, les mammifères, les oiseaux, les reptiles, les poissons ; mais à chacune de ces *classes* correspond une série de caractères distinctifs. Chaque classe à son tour se divisant en *ordres*, nous voyons le type général se modifier graduellement, de telle façon que le type mammalien sera toujours reconnaissable quoiqu'il se présente sous les-formes variées de l'homme, des quadrumanes, des cétacés, des cheiroptères, des monotrêmes ; de même pour le type reptilien, malgré les différents aspects des batraciens, ophidiens, chéloniens, sauriens. En étendant ce raisonnement ou l'application de ce principe général aux *familles*, *genres*, *espèces*, nous arrivons en dernière analyse à l'*individu*, qui doit résumer en lui les caractères du type de ses règne, sous-règne, classe, ordre, famille, genre et espèce.

La loi des analogies a donc une extension immense, puisqu'elle est l'expression philosophique de toute classification. Elle nous permet de comprendre les variations du type général sans perdre de vue ce type lui-même. Ainsi, la patte de la grenouille, l'aile de l'oiseau, de la chauve-souris, le membre antérieur du cheval, le bras de l'homme, sont des parties homologues parce qu'elles se composent d'une épaule, d'un bras, d'un avant-bras et d'une main, et que chacune de ces sections, à son tour, correspond en position et en rapport à la même section dans tous les vertébrés. La main sera toujours une main, quoiqu'elle s'appuie en totalité sur le sol pendant la marche (ours, blaireau), ou qu'elle ne touche la terre qu'avec les doigts ou le métacarpe (marte, putois), ou avec les phalanges (chien, civette, chat, lion), ou avec l'ongle seulement (cheval, bœuf).

La fonction et l'aspect extérieur peuvent donc être essentiellement différents, comme dans la nageoire du poisson, l'aile de l'oiseau, le bras de l'homme, et l'organisation être la même; réciproquement, des parties non homologues peuvent exécuter une fonction identique (aile de l'oiseau, parachute du dragon-volant...).

A quelle époque remonte l'étude des analogies? Si nous consultons à cet égard les ouvrages classiques ou les mémoires spéciaux, rien n'égale notre embarras. En effet, Cuvier prétend que les recherches d'analogie datent d'Aristote; Geoffroy Saint-Hilaire donne à entendre qu'il a été le premier à s'occuper de la question, et les naturalistes allemands revendiquent l'honneur de la priorité dans cet ordre d'idées. Que conclure de ces opinions si différentes? L'histoire de la science, seul juge compétent dans cette matière, nous apprend que la vérité n'est dans aucune des assertions précédentes. C'est ce que nous allons essayer de démontrer.

1° La recherche des analogies ne remonte pas entièrement à Aristote, comme l'a dit Cuvier. Nous ne trouvons, en effet, dans les ouvrages du philosophe-naturaliste de l'antiquité, que des notions très-vagues sur l'importance de cette étude ; et s'il dit que les nageoires répondent aux membres de l'homme [1], on ne peut s'empêcher néanmoins de remarquer combien l'idée de l'analogie était obscure dans son esprit. Un des passages les plus explicites est le suivant : «Il y a d'autres animaux, dit Aristote [2], dont on ne peut pas dire que les parties soient de même figure ni qu'elles diffèrent entre elles du plus au moins ; on peut seulement établir une analogie entre les unes et les autres : c'est ainsi que la plume étant à l'oiseau ce que l'écaille est au poisson, on peut comparer les plumes et les écailles, et de même les os et les arêtes, les ongles et la corne, la main et la pince de l'écrevisse. Voilà de quelle manière les parties qui composent les individus sont les mêmes et sont différentes. » Platon a été plus heureusement inspiré quand il se demande quel a été le modèle (ἰδέα), d'après lequel il a plu au Créateur de façonner les animaux : « Il faut que nous disions, écrit Platon dans *le Timée*, à la ressemblance de quel animal le monde a été formé par son auteur. Certes, nous ne penserons pas que ce puisse être à la ressemblance de quelque animal particulier né avec une existence séparée ; car rien de ce qui ressemblerait à une chose imparfaite ne pourrait être beau. Mais ce dont les autres animaux pris individuellement et les différents genres d'animaux sont des parties, disons que c'est là le modèle auquel le monde ressemble plus qu'aucun autre objet. En effet, ce modèle contient et comprend en lui-même tous les animaux intelligibles, de même que dans ce monde-ci nous sommes renfermés nous-mêmes ainsi que tous les animaux produits et visibles. » — (Traduct. Henri Martin.)

2° Avant É. Geoffroy Saint-Hilaire et les anatomistes alle-

---

[1] Histoire des animaux, traduction de Camus. Paris, 1783, tom. II, pag. 596.

[2] *Loc. cit.*, liv. I, pag. 5.

mands, Pierre Belon et Vicq-d'Azyr avaient tracé la route, par leurs comparaisons hardies et rigoureuses à la fois. Personne, à ma connaissance du moins, n'a cité Belon, et cependant on trouve dans son grand ouvrage[1] sur la *Nature des oiseaux* des considérations de la plus haute portée. Ainsi, aux pages 40 et 41 de l'ouvrage cité, Belon fait dessiner sur deux pages en regard les squelettes d'un oiseau et d'un homme. Ces squelettes, placés dans la même position verticale, sont accompagnés de la note suivante :

<table>
<tr><td>

Page 40.

Portraict de l'amas des os hvmains mis en comparaison de l'anatomie de ceux des oyseaux, faisant que les lettres d'icelle se rapporteront à ceste-cy, pour faire apparoistre combien l'affinité est grande des vns aux autres.

</td><td>

Page 41.

La comparaison du svsdit portraict des os hvmains monstre combien cestuy cy qui est d'vn oyseau, en est prochain.

Portraict des os de l'oyseau.

</td></tr>
</table>

Mais l'ornithologiste du Mans ne se contente pas de cette simple confrontation des squelettes ; il fait plus, il recherche les os qui se correspondent, et établit ainsi leur analogie dans l'oiseau, le quadrupède et l'homme. «Qui prendra toute l'ælle ou la cuisse et iambe d'vn oyseau, et la conferera auec celle d'vn animal à quatre pieds , ou d'vn homme, il trouuera les os quasi correspondants les vns aux autres : car tout ainsi comme si vn homme se marchoit sur les ergots, c'est-à-dire sur les bouts des pieds, aurait le talon à mont auec tous les ossements du pied touts droicts, tout ainsi les bestes à quatre pieds se marchants sur les ergots, et ayants le talon, orteuls, et doigts tous droicts, monstrent semblant d'estre en la pro-

----

[1] Pierre Belon (du Mans); L'Histoire de la natvre des oyseaux, auec levrs descriptions et naïfs portraicts retirez dv natvrel : escrite en sept livres. Paris, 1555.

portion à la iambe d'vn oyseau [1].» Un peu plus loin, l'auteur entrevoit une idée plus générale encore, car il dit : «Mais nous n'auons que faire d'en parler beaucoup en cest endroit : car estant ia descrite (anat. humaine) et mise en portraicture par tant de personnes, ne pretendons escrire autre exposition d'icelle, sinon sur ce qui est requis pour enseigner comme natvre se ioüe diuersement en ses œuvres, quasi comme si celle d'vn animal dépendoit de l'autre, et monstrer combien celle des oyseaux en approche, plus possible qu'il n'est admis au vulgaire. » Non-seulement Belon voit les rapports intimes qui relient les squelettes des animaux entre eux , mais encore il avance une nouvelle opinion beaucoup plus hardie, c'est que les *membres supérieurs sont conformes aux membres inférieurs*: «Les cuisses, iambes, et pieds sont quasi conformes aux ælles, ou aux bras, et mains ; car ils ont l'os de la cuisse, de mesme celuy des autres animaux terrestres, court et trape au regard de l'autre de la iambe, qui est longuet, délié et double. Mais il y en a vn moult petit respondant à celuy qu'on nomme *os suræ*, car le grand est celuy qu'on nomme en latin *tibia* [2]. »

Ces citations, que nous pourrions multiplier, nous prouvent jusqu'à l'évidence combien Belon était avancé dans l'étude des analogies et combien il aurait pu , en insistant sur ces comparaisons, ramener les esprits dans la véritable route pour faire de l'Histoire Naturelle une science philosophique et non un simple catalogue des caractères différentiels des animaux.

Ces tentatives ne furent ni suivies ni écoutées ; l'étude de la forme et de la fonction absorba toute l'attention des natu-

---

[1] *Loc. cit.*, pag. 38.
[2] *Loc. cit.*, pag. 42.

ralistes. Il ne faut point s'étonner d'une telle direction dans les recherches anatomiques : la forme, en effet, est la première chose qui tombe sous les sens ; les caractères différentiels se présentent d'eux-mêmes et sont, par suite, plus faciles à saisir que les analogies.

Jusqu'à la fin du siècle dernier, on a cru que décrire et classer était le seul but à atteindre, et toute vue d'analogie a été écartée. Il faut arriver à l'immortel Vicq-d'Azyr pour trouver des travaux sérieux sur les analogies que présentent entre elles les différentes parties d'un même individu, et il est permis de dire que Vicq-d'Azyr a été le fondateur de l'anatomie philosophique, comme Belon en avait été le précurseur. « On entend ordinairement par *anatomie comparée,* a dit Condorcet [1] dans un rapport sur le mémoire de Vicq-d'Azyr, l'observation des rapports et des différences qui existent entre les parties analogues des hommes et des animaux, ou plus généralement des différentes espèces d'animaux. M. Vicq d'Azyr donne ici un essai d'une autre espèce d'anatomie comparée, qui jusqu'ici a été peu cultivée et sur laquelle on ne trouve dans les anatomistes que quelques observatons isolées : c'est l'examen des rapports qu'ont entre elles les différentes parties d'un même individu. .. Ainsi, dans cette nouvelle espèce d'anatomie comparée, on observe, dit M. Vicq-d'Azyr, comme dans l'anatomie comparée ordinaire, ces deux caractères que la nature paraît avoir imprimés à tous les êtres : celui de *la constance dans le type* et de *la variété dans les modifications.* Elle semble avoir formé ces différentes espèces et leurs parties correspondantes sur un même plan, qu'elle sait modifier à l'infini. »

En présence de ces faits, nous pouvons conclure que la

[1] Histoire de l'Académie des sciences pour l'année 1774.

prétention de É. Geoffroy Saint-Hilaire et des anatomistes allemands à se croire les fondateurs de l'anatomie philosophique,
est une prétention exagérée; mais néanmoins leur part de
gloire est assez belle, puisqu'à eux revient l'honneur d'avoir
assis cette nouvelle science sur des bases indestructibles.
Dans la discussion mémorable soulevée au sein de l'Académie
entre Cuvier et Geoffroy Saint-Hilaire (1830), ce dernier a
soutenu la nouveauté de sa *Théorie des analogues* en se
fondant sur les considérations suivantes [1] : « 1° Ce n'est point
une répétition déguisée des anciennes idées sur les analogies
de l'organisation, car la théorie des analogues s'interdit les
considérations de la forme et des fonctions au point de départ; 2° elle n'élargit pas seulement les anciennes bases de la
zoologie, elle les renverse par recommandation de s'en tenir
à un seul élément de considération pour premier sujet d'é-
tudes; 3° elle reconnaît d'autres principes, car pour elle ce
ne sont pas les organes qui en leur totalité sont analogues, ce
qui a lieu toutefois dans des animaux presque semblables,
mais les matériaux dont les organes sont composés; 4° son
but précis est autre, car elle exige une rigueur mathématique
dans la détermination de chaque sorte de matériaux à part;
5° elle devient un instrument de découvertes. »

Avec l'époque actuelle s'est ouverte une voie toute nouvelle
pour la science. Les noms de Vicq-d'Azyr, Gœthe, Cuvier,
Oken, Geoffroy Saint-Hilaire, de Blainville, Owen, etc., se
trouvent en tête de ce mouvement scientifique qui a porté
déjà de si beaux fruits. On ne se contente plus de colliger les
faits, on recherche les lois dont ces faits ne sont que l'ex-

---

[1] É. Geoffroy Saint-Hilaire; Principes de philosophie zoologique, discutés en mars 1830 au sein de l'Académie royale des sciences. Paris,
1830, pag. 97.

pression, on compare entre eux les phénomènes d'un ordre semblable, on les ramène à leur forme la plus simple, et on embrasse d'un coup d'œil toute l'étendue des lois de la vie. « Newton, méditant un jour sur la simplicité et l'harmonie des lois qui régissent l'univers, frappé surtout des rapports et de l'uniformité des masses du système planétaire, abandonnait son âme aux sentiments d'une vive admiration, lorsque, ramenant tout à coup ses pensées sur les animaux, sur ces êtres dont la merveilleuse organisation n'atteste pas moins, dans un autre genre, la grandeur et la suprême sagesse de la puissance créatrice, il s'écrie : *Je n'en puis douter, les animaux sont soumis au même mode d'uniformité*[1] *!* »

Nous n'insisterons pas davantage sur les brillants résultats fournis par les études d'analogie. Le peu de mots que nous venons de dire, et le mémoire que nous présentons aujourd'hui sur la conformation osseuse de la tête chez les vertébrés, suffisent à cet égard. Cependant il importe, avant de pousser plus loin nos recherches, de démontrer l'utilité de ce genre de travaux, non-seulement au point de vue purement scientifique, mais encore au point de vue médical.

Nier aujourd'hui l'importance en médecine de l'anatomie et de la physiologie comparées serait nier l'évidence. Or, comme la physiologie humaine n'est qu'une partie de la physiologie générale, laquelle embrasse aussi la physiologie comparée, et comme, d'un autre côté, cette dernière ne saurait exister sans l'anatomie comparée, il s'ensuit tout naturellement que le médecin éclairé doit comprendre à la fois dans ses études tout ce qui se rattache à ces diverses branches de la science. Peut-être nous objectera-t-on que ces re-

---

[1] Geoffroy Saint-Hilaire; Philosophie anatomique. Paris, 1818, pag. XVI.

cherches peuvent avoir un grand intérêt pour la théorie, mais qu'elles ne fournissent aucune donnée ou aucun résultat pratique. Si la physiologie générale, si la connaissance raisonnée du corps humain ne sont d'aucune utilité pour la pratique, il est permis de se demander ce que signifie ce mot : *pratique*. Veut-on entendre par cette expression ce qui se rapporte seulement à la connaissance du diagnostic et du traitement des maladies, pourquoi alors cet enseignement des Facultés ? Pourquoi nous obliger à apprendre les sciences dites accessoires ? Et remarquons, en passant, que justement on appelle sciences *accessoires* ce qu'il serait plus logique d'appeler sciences *fondamentales*; car l'édifice médical, c'est-à-dire la chirurgie, l'hygiène, la thérapeutique, a pour *bases* l'anatomie, la physiologie, la chimie, l'histoire naturelle, et je ne sache pas que les *bases* d'un édifice soient des *parties accessoires !* Les diverses branches de la science médicale se relient les unes aux autres si intimement, qu'il y aurait danger à nier l'importance ou l'utilité de l'une d'entre elles. Il faut donc toujours accepter le progrès, quel que soit le côté d'où il vienne, quelles que soient les idées qui lui ont donné naissance. « Le progrès scientifique, dit M. le docteur C. Combescure [1], serait bien souvent arrêté, si l'on voulait n'accorder de valeur et d'importance qu'aux idées susceptibles d'une application immédiate et aux faits capables de donner d'abord des résultats utiles et pratiques. L'histoire des sciences démontre que bien souvent des recherches purement théoriques et qui ne paraissaient propres, au début, qu'à satisfaire une vaine curiosité, sont devenues plus tard le principe des découvertes les plus utiles ; que des faits insignifiants en

---

[1] Effets thérapeutiques des ammoniacaux. (Thèses de Montpellier, 1861, n° 13, pag. 6.)

apparence ont conduit aux améliorations les plus importantes et les plus inattendues. Aucune vérité bien établie,
aucun fait bien constaté ne doit rester indéfiniment stérile.
Ce sont autant de germes féconds mis à la disposition de
l'homme; ils finissent toujours par trouver dans le vaste
champ de la science un terrain pour fructifier.» Rien n'est
plus vrai que cette pensée. Voyez ce qu'était au début l'élec-
tricité, le chloroforme, le microscope, et voyez le parti qu'on
a su en tirer aujourd'hui! On conçoit combien il faudrait
sortir des limites d'une introduction, si l'on voulait même se
contenter de passer en revue les résultats fournis par l'élec-
tricité, le chloroforme et le microscope; aussi pensons-nous
qu'il suffira d'indiquer à grands traits ce qui se rattache à
l'influence que les études d'anatomie générale et pathologique ont exercée et sont appelées à exercer sur les progrès
des sciences médicales.

Un chirurgien, dira-t-on, doit connaître à fond l'anatomie
descriptive, mais il a le droit d'ignorer ce qui se rattache à
l'anatomie générale, que l'on appelle plus dédaigneusement
du nom d'anatomie microscopique. Sans aucun doute, la
connaissance exacte de la position, des rapports des organes
est indispensable à celui qui porte l'instrument tranchant sur
le corps humain; mais il nous semble qu'il lui est tout aussi
indispensable de savoir quelle est la structure, le mode de
vitalité, de développement des tissus qu'il divise : sans cela,
comment pourra-t-il se faire une idée exacte de la cicatrisa-
tion, de la régénération des éléments, des tissus? Et s'il ne
se rend pas compte de ces phénomènes, comment espérer
un progrès en chirurgie, comment arriver à la solution d'un
problème dont tous les termes demeurent inconnus? — Si
l'on nous dit que l'étude de l'anatomie générale est inutile,
il nous est permis de demander pourquoi on apprend la

physiologie. Sans doute , nous savons très-bien que la physiologie est de la plus grande utilité en pathologie , mais il n'en est pas moins vrai qu'elle s'occupe seulement des fonctions normales qui s'exécutent chez l'homme à l'état hygide. Or, si nous voulons admettre, et nous y sommes forcés , la possibilité d'appliquer par comparaison les données physiologiques à l'homme malade , nous sommes aussi forcés, pour être conséquents avec nous-mêmes, de nous occuper de l'étude des éléments anatomiques, tissus, systèmes, appareils, à l'état normal, pour arriver de là par comparaison à la connaissance des altérations morbides. A quoi nous exposons-nous sans cela ? A méconnaître la nature des lésions anatomiques, et par suite à nier leur importance , car on a toujours une tendance à nier l'utilité de ce qu'on ne connaît pas. Le scalpel fait voir l'arrangement des parties, les attaches des muscles, le trajet des nerfs, et le microscope (qui n'est qu'un instrument comme le scalpel) permet en outre de se faire une idée exacte de la forme , du volume , du mode d'arrangement des éléments anatomiques. Pour cette dernière dissection, qui exige le maniement du microscope, il faut du travail, de l'habitude, de l'exercice, tout autant que pour apprendre à se servir du scalpel ou du couteau à amputation. Il ne suffit pas d'acheter un microscope et de jeter les yeux dessus , il faut encore savoir distinguer ce qu'on voit , car autrement : *oculos habent et non vident*. Celui qui, disséquant un trifacial ou un grand sympathique, coupera les cordons nerveux, n'osera pas en accuser le scalpel ; mais s'il ne peut voir au microscope les éléments d'un tissu ou d'une tumeur, il ne manquera pas, pour cacher son ignorance, de s'abriter derrière ce grand mot vide de sens : *illusions microscopiques*. Il ne peut y avoir d'illusions que pour ceux qui ne connaissent pas la réalité !

Je termine ici l'exposé des principes généraux que je regarde comme les préliminaires indispensables à l'étude qui va suivre ; mais avant d'entrer en matière, qu'il me soit permis d'acquitter une dette de reconnaissance envers les hommes qui m'ont aidé de leurs conseils ou de leur obligeant concours. Je prie MM. les professeurs Benoît, Courty et Dumas, sous la direction desquels j'ai commencé mes études anatomiques, d'agréer ici l'expression de ma profonde gratitude. Elle est également acquise à M. le professeur Martins ; ses encouragements m'ont soutenu dans le travail si difficile que j'avais entrepris. — Je n'oublierai jamais tout ce que je dois aux savantes leçons de M. le professeur Charles Robin, dont je m'en orgueillis d'avoir été l'élève.

Merci à MM. C. Plagnol et F. Ramette, pour leur crayon qui m'a été si utile. Merci surtout à mon excellent ami le docteur R. Gordon, dont la connaissance approfondie des langues vivantes m'a été d'un grand secours. Tous ceux qui connaissent M. Gordon ont pu apprécier la gracieuse obligeance avec laquelle il met son savoir au service de ses amis.

C'est l'éternel honneur des savants d'ouvrir les voies de la science à la jeunesse par leurs leçons, et d'adoucir l'aspérité de ces voies par la bienveillance de leurs conseils et de leurs encouragements. Étudiants de cette Faculté célèbre dont nos maîtres aimés continuent la gloire, pressons-nous autour de leurs enseignements ; qu'ils pénètrent dans nos esprits comme pénètre dans le sol la semence féconde qui doit bientôt le couvrir de riches moissons. Et quand arrivera le moment de nous séparer d'eux, vouons à nos professeurs une impérissable reconnaissance ; bornons les ambitions de notre vie à les imiter et mettons notre gloire à leur ressembler un jour.

CHAPITRE PREMIER

Que doit-on entendre par les mots Analogie, Homologie, Homotypie?

> « Dans toute discussion scientifique, la première
> chose à faire est de bien définir les expressions
> que l'on emploie ; sans cette précaution , l'esprit
> s'égare promptement ; prenant les mêmes mots
> dans un sens à un endroit du raisonnement, et
> dans un sens différent à un autre endroit, on fait
> ce que les logiciens appellent des syllogismes à
> quatre termes, qui sont les plus trompeurs des
> sophismes. »
>
> (*Argumentation de Cuvier du 22 février 1830,*
> dans *Principes de philosophie zoologique* ; par
> E. GEOFFROY St-HILAIRE Paris, 1830, pag. 58.)

On a dit que les mots étaient les étiquettes des choses ;
il importe donc de bien s'entendre sur la valeur des termes
Analogie, *Homologie* et *Homotypie*, si nous voulons ne
pas tomber dans une confusion déplorable. On n'est pas assez
convaincu de l'importance de cette distinction entre les différentes expressions nécessaires pour rendre la pensée ; ainsi ,
analogue et *identique* sont loin d'être synonymes , et c'est
pour en avoir fait des mots d'une même valeur qu'un grand
nombre d'auteurs méconnaissent l'interprétation fidèle des
faits et s'élèvent contre les études du genre de celles que
nous entreprenons ici.

3

Reconnaissant donc toute l'importance d'une définition exacte des mots *Analogie*, *Homologie*, *Homotypie*, nous allons exposer tout d'abord les différences qui existent entre ces termes.

Qu'entend-on par analogie [1]?

Deux parties de l'organisme sont dites *analogues*, quand elles présentent entre elles une ressemblance de constitution, de rapport, de connexions, quelle que soit la différence de forme, de volume ou de fonction.

Qui dit *analogue* ne dit point *identique*. La recherche de l'identité, du reste, serait tout à fait illusoire, car : « on ne trouve nulle part dans la nature, ni l'identité parfaite (toute réalité est individuelle), ni la diversité absolue (l'être comble toujours, par son immense généralité, l'intervalle qui sépare les réalités les plus singulières et les plus éloignées)[2].»

M. R. Owen a proposé d'appliquer le mot *analogie* aux organes qui exécutent une même fonction. Il y aurait, dans ce cas, une différence notable entre l'*analogie* et l'*homologie*, puisque la première indique que deux organes possèdent la même fonction, et que la seconde nous fait entendre que deux organes sont composés des mêmes parties sous toutes les variétés possibles de formes et de fonctions. Le professeur Anglais, pour rendre plus complètement sa pensée, choisit l'exemple du petit *Draco volans*[3] : « Les membres antérieurs

---

[1] J'ai déjà indiqué le sens qu'il convenait d'attacher aux termes *analogie, homologie, homotypie*, dans un article publié dans le *Montpellier médical*, numéros de décembre 1861 et février 1862.

[2] Dictionnaire des sciences philosophiques, sous la direction de A. Franck, de l'Institut. Paris, 1844, tom. I, pag. 102.

[3] R. Owen; Principes d'ostéologie comparée, ou Recherches sur l'archétype et les homologies du squelette vertébré. Paris, 1855, pag. 28.

de cet animal étant essentiellement composés des mêmes parties que les ailes de l'oiseau, leur sont *homologues ;* tandis que le parachute, étant composé de parties différentes et pourtant remplissant la même fonction que les ailes de l'oiseau, leur est *analogue.* » — Pour nous, nous sommes convaincu que, dans les sciences, il ne faut jamais détourner un mot de sa première acception ; aussi conserverons-nous à l'expression *analogie* l'idée que E. Geoffroy Saint-Hilaire y a attachée quand il a créé le terme : *théorie des analogues* [1].

L'analogie sera toujours constatée au moyen des connexions. On devra rechercher ces dernières, non-seulement dans les parties adjacentes, mais encore dans l'origine première des vaisseaux et des nerfs. L'étude de l'analogie dans la constitution élémentaire des appareils, organes, tissus que l'on comparera entre eux, ne devra jamais être négligée. Ainsi, on pourra établir un parallèle entre les appareils de la génération dans les vertébrés et les invertébrés; mais on se gardera de comparer directement le squelette des vertébrés avec le système chitonéal des articulés par exemple.

L'analogie entre deux parties sera donc reconnue au moyen des connexions, quelle que soit, du reste, la différence de forme, volume ou fonction de ces parties. Mais si l'on entre plus avant dans le cœur de la question, on ne tarde pas à s'apercevoir que le mot *analogie,* par cela même qu'il a un sens très-général, est insuffisant pour désigner les *différentes espèces d'analogie.* Ainsi : les os du membre thoracique droit sont analogues à ceux du côté gauche. L'humérus de l'homme est analogue à l'humérus du mammifère, de l'oiseau, du reptile. Le corps d'une vertèbre est analogue au corps d'une autre vertèbre, et par la même raison le

---

[1] E. Geoffroy Saint-Hilaire ; Philosophie anatom., tom. I. Paris, 1818.

basilaire est analogue à un corps vertébral. Enfin, l'humérus est analogue au fémur. Dans tous ces cas, l'*analogie* est-elle la même? Le terme *analogue* suffit-il pour établir le résultat de ces comparaisons? Non, car autrement on tomberait dans le vague, la plus grande faute qu'on puisse commettre dans les discussions scientifiques.

L'expression *analogue* a donc un sens trop étendu, et il faut avoir recours à d'autres termes pour indiquer les *cas particuliers d'analogie*. Ces nouveaux termes, dont nous sentons la nécessité, sont les mots : *homologie spéciale*, *homologie générale* et *homologie sériale*, ou mieux *homotypie*.

D'une manière générale, deux parties sont dites *homologues* quand, comparées entre elles sur le même animal ou sur deux animaux différents, elles sont reconnues être anatomiquement les mêmes, eu égard à leurs connexions et à leur structure. Les os pairs du côté droit et du côté gauche sont homologues. L'humérus de l'homme est l'homologue de l'humérus du mammifère, de l'oiseau...

Quand, examinant un organe chez deux animaux, on arrive, au moyen des connexions, à reconnaître que cet organe est le même, on énonce son *homologie spéciale*. Ainsi, les connexions démontrant que le frontal de l'homme est l'homologue du frontal de l'oiseau, du reptile, du poisson, on appliquera à cette pièce osseuse, reconnue pour être la *même* dans les vertébrés, le *même* terme : *frontal*. Nous nous expliquons en conséquence comment, à l'aide de l'homologie spéciale, on peut donner le même nom aux os reconnus homologues, et comment on peut créer une nomenclature homonymique bien plus simple et bien plus générale que toutes celles adoptées jusqu'à ce jour. Un second résultat non moins important est de pouvoir suivre pas à pas, sans crainte de s'égarer, les modifications innombrables que les os subissent dans les diverses classes, familles, etc...

L'homologie spéciale une fois établie pour toutes les parties du squelette, si on s'élève à des vues plus générales, on recherchera si telle partie dans un segment osseux quelconque correspond à telle autre partie dans un segment osseux pris pour type ; on arrivera ainsi à déterminer l'*homologie générale* de cette partie. Le segment osseux étant la vertèbre (pour les vertébrés), on énoncera l'homologie générale du basilaire, par exemple, en disant que ce basilaire répète dans le segment occipital le centrum d'une vertèbre. M. le professeur Robin [1] dit à ce sujet : « Compare-t-on des parties du corps qui, sur un même animal (organes pairs) ou d'un animal à l'autre, ont les mêmes connexions fondamentales, les mêmes rapports, on les dit *homologues*, et elles sont homonymes ; elles reçoivent le même nom. L'homologie est : 1° *spéciale* (concrète), 2° ou *générale* (abstraite), selon qu'il s'agit : *a* des organes pris tels qu'ils sont en réalité d'un animal à l'autre, ou *b* selon qu'on rattache tel organe ou telle partie d'un organe à un autre, lequel est considéré comme son analogue par comparaison à un type abstrait de chaque groupe d'organes (vertèbres, appendices), type dont l'ensemble des homologies spéciales a donné l'idée, et qui sert de guide dans les observations à faire et les homonymies à établir. »

L'*homotypie* est le troisième genre d'analogie. Deux organes (dans un même individu), quoique n'ayant pas les

<hr>

[1] Archives générales de médecine, juillet 1855.

mêmes rapports, pourront être comparés l'un à l'autre s'ils présentent un même type de constitution, et, dans ce cas, ils seront dits *homotypes*. Ainsi le basilaire, comme *centrum* de la vertèbre occipitale, est l'homotype du post-sphénoïde (corps postérieur du sphénoïde), ou *centrum* de la vertèbre pariétale. L'humérus est l'homotype du fémur.

On voit par ces exemples que les os homologues reçoivent le même nom, mais que les parties homotypes ne peuvent pas être homonymes. Il est bien évident, en effet, que l'humérus n'est pas le même os que le fémur, au même degré que l'humérus d'un individu l'est avec l'humérus d'un autre individu. Dans ce dernier cas, les humérus se correspondant chez plusieurs animaux sont reconnus être le *même os*, et sont, par suite, *homologues* et *homonymes*. Dans le cas, au contraire, où l'humérus dans un squelette est comparé au fémur dans ce même squelette, il n'y a plus homologie, mais homotypie. On dira donc que l'humérus est l'*homotype* du fémur, et l'*on ne pourra plus, comme précédemment, désigner ces deux os sous le même nom*. « Les termes homotypie et homotype ont été introduits par M. R. Owen pour désigner un cas particulier des homologies, qui, faute d'avoir été nettement distingué des autres et d'avoir reçu un nom propre, a pendant longtemps été la source de confusions dans les études comparatives, confusions qui ont singulièrement nui à ces études [1]. »

C'est par une étude de ce genre (homotypie) que Vicq-d'Azyr a, le premier, établi un parallèle entre les membres supérieur et inférieur; comprenant toute l'importance de cette nouvelle manière d'envisager l'anatomie, il dit [2] : « Si les parties qui

---

[1] Dictionnaire de médecine de Nysten, 11e édit. Paris, 1858, pag. 697.

[2] Œuvres de Vicq-d'Azyr, publiées par Moreau (de la Sarthe). Paris, 1805, IV, pag. 316.

diffèrent le plus en apparence se ressemblaient au fond, ne pourrait-on pas en conclure avec plus de certitude qu'il n'y a qu'un ensemble, qu'une forme essentielle, et que l'on reconnaît partout cette fécondité de la nature qui semble avoir imprimé à tous les êtres deux caractères nullement contradictoires, celui de la constance dans le type et de la variété dans les modifications? L'anatomie offre plusieurs exemples dans lesquels on les trouve de la manière la plus frappante..... »

Si on a bien compris le sens précis des mots *analogie*, *homologie*, *homotypie*, on doit voir combien les nouvelles doctrines méritent peu le ridicule que quelques esprits superficiels ont essayé de jeter sur elles. Les mots de vertèbres crâniennes ont le même droit pour entrer dans le langage anatomique, que les termes vertèbres dorsales, lombaires, sacrées. L'expression vertèbre crânienne indique que les diverses pièces qui composent un segment céphalique, répètent dans ce segment les parties d'un segment osseux quelconque du squelette, et sont, par suite, homotypes à ces parties.

CHAPITRE II

De la tête considérée comme terminaison de la colonne vertébrale.

> « Le crâne est de tous les organes celui qui se
> prête le mieux à ces considérations (philosophi-
> ques), celui qui nous donne les faits les plus
> nombreux et les plus facilement observables, les
> déductions les plus satisfaisantes comme démons-
> tration rigoureuse , et les plus philosophiques
> pour les hautes généralités et les grandes pensées
> dont le domaine de l'esprit puisse s'enrichir. »
> (E. GEOFFROY SAINT-HILAIRE ; *Annales des
> sciences naturelles*, tom. III, pag. 173.)

Rechercher une loi de conformité organique[1] qui donnât
à l'homme la pleine intelligence de la structure si compliquée des squelettes des animaux vertébrés, c'était, sans contredit, une tâche difficile et laborieuse, qui ne pouvait être
entreprise que par un esprit profond, patient et généralisa-
teur.

L'Allemagne eut l'honneur de produire l'homme qui devait attacher son nom à ce grand travail.

---

[1] Nous donnons au mot *conformité organique* la même signification que
Dugès : « L'expression de *conformité organique*, que nous avons choisie,
dit Dugès, donne assez à entendre qu'il ne s'agit ici que d'analogies très-
prochaines, *de concordance entre toutes les organisations ou formes animales.*»
(Dugès ; Sur la conformité organique dans l'échelle animale, 1832, pag. 11.)

La loi de conformité organique, déjà entrevue par Gœthe, fut exposée pour la première fois par Oken, il y a cinquante ans.

Cette découverte révélait une merveille de plus ajoutée aux merveilles sans nombre qui éclatent dans la grande loi des harmonies de la nature.

Mais, malgré son éclat et sa vérité, cette nouvelle théorie ne produisit pas de vives émotions dans le monde scientifique.

Il semble que toutes les fois qu'un génie inventeur a entrevu une de ces grandes lois de la nature, à la découverte desquelles l'esprit humain marche sans cesse, il manque des moyens de faire comprendre aux autres ce qu'il a si bien compris lui-même. C'est en vain qu'il expose ses idées. Elles sont d'abord combattues, par cela même qu'elles ne sont pas comprises ; mais bientôt elles deviennent un vaste champ de recherches que de savants travailleurs explorent sans relâche, et, grâce à leurs efforts, l'idée première se dépouille plus tard de ce qu'elle présentait d'obscur au premier abord ; elle devient le patrimoine commun de quelques intelligences supérieures, qui la fécondent, et elle produit alors ces résultats solides et brillants à la fois dont s'enrichit la science.

Pour opérer cette révolution, il faut souvent bien des années, et l'homme de génie qui vit avec son idée méconnue éprouve d'amères déceptions en entendant répéter partout l'erreur qu'il a démasquée. «Le plus grand tourment qu'on puisse éprouver, dit Gœthe, l'immortel poète et naturaliste de Francfort, est de ne pas être compris quand, après de grands efforts, on est arrivé enfin à se comprendre soi-même et à bien concevoir son sujet. On perd presque la tête d'entendre répéter l'erreur dont on est parvenu à se garantir, et rien n'affecte plus péniblement que de voir ce qui devrait nous unir aux hommes instruits et à grandes idées devenir la source d'une séparation à laquelle rien ne peut plus porter remède. »

N'acceptons pas ces dernières paroles, elles tendent au découragement, et le découragement sied mal aux esprits supérieurs. Qu'ils sachent attendre et persévérer : la lumière finit toujours par dissiper l'ombre ; la raison finit toujours par avoir raison.

C'est ce qui est arrivé pour Oken.

Dans l'introduction historique qui précédera l'étude sur la conformation osseuse de la tête, nous verrons combien il a fallu d'années et de travaux remarquables pour faire accepter l'idée que la tête était due à la réunion de segments osseux comparables à un segment osseux thoracique.

Mais qu'importe! la lumière s'est faite : les anatomistes philosophes de ce siècle ont brillamment exploré le champ de recherches ouvert à leurs efforts, et enfin ont apparu les lois d'homologie qui devaient jeter un si vif éclat sur l'anatomie philosophique.

L'anatomie comparée seule pouvait venir en aide à l'anthropotomie et lui permettre de saisir la *signification* des os du squelette.

Ces doctrines homologiques imprimèrent une direction nouvelle aux recherches ostéologiques et mirent les anatomistes à même de saisir toutes les analogies que présentent les divers segments osseux du corps. Le crâne, qui jusqu'alors avait été considéré comme une partie squelettique à part, fut ramené au type vertébral, et de là cette nouvelle manière d'envisager le squelette comme étant constitué par une série de segments osseux construits sur le même type et portant, comme appendices, des rayons osseux multi-articulés appelés membres.

Cette réforme ne fut pas acceptée par tous, et il est regrettable que Cuvier, dont le nom est si illustre dans la science, en soit devenu l'antagoniste le plus redoutable. Nous verrons plus loin la valeur des arguments que ce célèbre naturaliste a opposés à la théorie des analogues [1].

Disons dès à présent qu'une chose qui frappe l'esprit de l'homme, quelque peu exercé qu'il soit à ce genre de recherches, c'est de rencontrer les germes osseux, avec leur même position relative et leur même plan d'arrangement, dans la tête de tous les animaux vertébrés, depuis le poisson jusqu'à l'homme. Si on étudie ces germes osseux dans le fœtus humain, l'oiseau, le reptile, etc., on les verra présenter toujours cette même unité de disposition, grâce à laquelle on a pu rechercher l'*unité de plan* qui avait ainsi présidé à la *variété de structure* de ces animaux [2].

Si on admet que des parties analogues se rencontrent chez divers individus, pour remplir *seulement* les mêmes fonctions et atteindre le même but, on s'égare dans un labyrinthe d'où il est impossible de sortir. On invoquera alors, pour expliquer la présence d'un si grand nombre de germes osseux dans le crâne du fœtus humain, la nécessité où ce fœtus se trouve d'être expulsé facilement des organes génitaux de la femme. Mais peut-on avoir recours à la même hypothèse quand il s'agit d'un jeune poulet, qui ne doit sortir que de sa coquille ? Et cependant ce jeune poulet présente le même arrangement dans les pièces osseuses du crâne ! Non,

---

[1] C'est sous le nom de *théorie des analogues*, que Geoffroy Saint-Hilaire a exposé sa nouvelle doctrine. (Voyez le Discours préliminaire du 1er volume d'Anatomie philosophique, pag. xxxij. Paris, 1818.)

[2] J'ai expliqué dans l'Introduction ce qu'on devait entendre par les mots *unité de plan, unité de composition*, etc.

les explications téléologiques ne fourniront jamais que des résultats insuffisants pour comprendre les lois de l'organisation animale.

Dans toutes les recherches d'anatomie transcendante, on devra se guider d'après les rapports des organes entre eux, d'après leurs connexions, mais ne jamais se laisser influencer par l'étude de la forme et de la fonction[1].

Est-il nécessaire de faire ressortir les avantages de cette nouvelle direction imprimée aux études anatomiques? Nous nous contenterons de rapporter les quelques paroles suivantes de M. le professeur Gervais[2] : «La recherche des répétitions homologiques des organes et celle de leur répétition analogique dans une fraction plus ou moins grande de la série des êtres vivants, n'est pas, comme on l'a quelquefois prétendu, une simple spéculation de l'esprit. Le principe de cette recherche est un fil conducteur qui nous empêche de nous égarer au milieu de tous les détails de l'anatomie ordinaire, et il permet d'approcher davantage du but principal de la science, qui est la connaissance approfondie des matériaux que la nature a mis en œuvre dans la construction des êtres vivants. C'est encore à ses indications que nous devons de mieux apprécier les rapports ou les différences que ces matériaux ont entre eux, les perfectionnements que ces organes subissent proportionnellement au degré d'élévation des espèces qui les présentent, et l'appropriation de ces organes eux-mêmes aux divers usages qu'ils sont appelés à remplir.

---

[1] Cette théorie s'interdisant, au point de départ, les considérations de la forme et de la fonction, et ne reconnaissant pour base qu'un seul principe, *le principe des connexions*, cette théorie, disons-nous, est nouvelle; elle date de nos jours, et ne remonte point à Aristote, comme Cuvier l'a prétendu. Pour plus de détails, voyez notre Introduction.

[2] Théorie du squelette humain..... Montpellier, 1855, pag. 13.

Cette manière d'étudier l'anatomie soulage la mémoire, retient l'attention et satisfait l'esprit.»

Quand un anatomiste a examiné les éléments constitutifs de la vertèbre, et qu'il retrouve dans une partie quelconque du squelette ces mêmes éléments, avec leurs mêmes rapports et leur même position relative, ne doit-il pas désigner cette partie du nom de *vertèbre*, quelle que soit la différence de forme, de fonction, de proportion de ces éléments? N'est-ce pas sur cette différence de nombre, de forme,... que sont fondés les caractères particuliers des vertèbres de chaque région? Les vertèbres cervicales ne sont-elles pas des vertèbres, quoiqu'elles diffèrent des vertèbres dorsales ou lombaires? Le sacrum et le coccyx, qui terminent le rachis, sont regardés par tous les anatomistes comme une réunion de plusieurs vertèbres, et cependant leur aspect, leur forme, le nombre de leurs éléments sembleraient devoir les rejeter du type vertébral. En considérant le sacrum et le coccyx comme continuation de la colonne épinière, on n'a eu donc égard qu'à leur rapport, leur position, leur connexion. Pourquoi alors se refuser à admettre la structure vertébrale de la tête? Une simple coupe verticale du rachis et du crâne nous démontre les rapports intimes de la moelle épinière et de l'encéphale, en même temps que ceux de la colonne vertébrale et du crâne. L'histoire du développement vient confirmer notre manière de voir.

On se demande, en examinant le crâne d'un animal, quelle est la route la plus sûre pour arriver à la véritable détermination des pièces osseuses ; on est presque effrayé du grand nombre de formes que revêtent les os, et surtout des conditions au milieu desquelles se trouvent ces os. En effet, l'occipital est unique chez l'homme adulte, multiple dans les vertébrés inférieurs ; il en est de même du sphénoïde , des maxillaires ;... on recherche alors avec soin comment , sans s'égarer au milieu de ce dédale de difficultés , on pourra arriver à la détermination exacte des os et à leur analogie avec des éléments vertébraux.

Les recherches d'homologie spéciale sont ici du plus grand secours ; ce n'est que par une étude minutieuse et comparative des éléments osseux homologues dans tout l'embranchement des vertébrés , qu'on peut suivre pas à pas les modifications survenues dans les diverses parties du squelette , et se rendre compte des formes même les plus complexes.

Mais quand l'observation directe des crânes des vertébrés ne fournira pas toutes les indications nécessaires à la solution du problème, nous aurons toujours, pour nous remettre dans la voie , les connaissances tirées du développement de l'extrémité céphalique.

Frappé de l'importance de ces recherches d'embryologie comparée, nous avons cru devoir consacrer un chapitre à ce sujet ; nous nous bornerons pour le moment à rappeler les particularités suivantes :

1º Tous les animaux procèdent d'un œuf; *omne vivum ex ovo* , a dit Harvey. L'œuf arrivé à une certaine période de son développement présente , ou une *ligne médiane* (vertébrés), ou une *série de segments* ou anneaux (annelés), etc. Cet œuf, continuant son évolution , accuse bientôt de nouvelles différences ; ces différences marquent dans quelle division du second ordre se rangera l'animal , si ce sera un mammifère , un oiseau , un reptile [1].....

---

[1] F. Meckel dit , dans le premier volume de son Anatomie comparée, page 539 (Paris, 1828) : « N'oublions jamais que le caractère propre à

2° La *ligne médiane* ou *bandelette primitive* (voyez le développement des oiseaux par Baër) se trouve limitée par deux bourgeons latéraux qui augmentent rapidement de volume, marchent l'un vers l'autre et se réunissent sur la ligne médiane postérieure ; ce sont là les *lames dorsales* ou *spinales*, ou les *plis primitifs* de Pander.

La gouttière médiane devient de plus en plus profonde à mesure que les lames marchent l'une vers l'autre ; cette gouttière se renfle à la partie supérieure, qui représente la future portion céphalique.

En même temps que les lames dorsales se développent, on voit apparaître la *corde dorsale* ou *spinale* (*chorda dorsalis*, *notocorde* de quelques auteurs).

Cette corde dorsale s'entoure bientôt d'une gaîne claire ; dans cette gaîne se formeront les diverses pièces du rachis et du crâne.

Suivant Rathke [1], le feuillet séreux, qui renferme la cavité précédemment indiquée, sé partage en deux parties ou tubes logés l'un dans l'autre ; un de ces tubes, le plus externe, donne naissance à la colonne vertébrale et au crâne, ainsi qu'à leurs muscles et à leur tégument cutané ; le second tube produit la moelle et le cerveau.

3° Les vertèbres rachidiennes [2] supportent en avant des

l'espèce se développe de bonne heure ; mais admettons que les premiers rudiments des espèces les plus différentes sont essentiellement les mêmes. L'œil le plus exercé distinguerait difficilement les uns des autres les embryons naissants d'animaux fort différents ; ce n'est qu'après cette première période, révolue plus rapidement chez les uns, plus lentement chez d'autres, qu'apparaît le caractère de l'espèce. »

[1] Développement des poissons ; article rédigé par Rathke et inséré dans la Physiologie de Burdach, tom. III, pag. 137.

[2] L'observation nous apprend que le nombre des germes osseux qui apparaissent dans des parties homotypes, est trop inconstant pour fournir

arcs osseux pour la protection des organes de la vie organique
(arcs hæmataux). Ces arcs, que les ophidiens nous présentent
dans toute l'étendue de leur corps, sont plus ou moins apparents chez l'homme, suivant la région du tronc. Le crâne
possède de même des arcs hæmataux comparables à ceux du
rachis, et qui ne sont autres que les os de la face. Ici s'élève
tout de suite une question de la plus haute importance, et sur
laquelle nous ne craindrons pas de revenir en temps et lieu ;
cette question est la suivante :

a. Tous les animaux vertébrés présentent-ils, à une certaine période de leur développement, des arcs branchiaux ou
viscéraux (à la région cervicale)?

b. Ces arcs viscéraux donnent-ils naissance à des organes
homologues dans tous les vertébrés?

c. Peut-on comparer directement les arcs viscéraux aux arcs
hæmataux?

En insistant, dès à présent, sur ce point, je craindrais trop
de me répéter, et je renvoie le lecteur au chapitre intitulé :
Du développement de la tête [1]. Il me suffit pour le moment
d'avoir établi qu'au point de vue du développement, la tête
n'est que la terminaison du rachis, et que les diverses pièces
osseuses du crâne peuvent retrouver leurs homotypes dans la
colonne vertébrale.

La tératologie, enfin, c'est-à-dire l'histoire des anomalies

---

un caractère précieux. Cependant il peut y avoir de l'intérêt à signaler le
fait suivant : Dans les vertèbres rachidiennes, l'apparition et l'ossification
des lames obliques précèdent celles des autres parties ; de même dans le
crâne on voit tout d'abord apparaître et s'ossifier les lames des vertèbres
céphaliques, c'est-à-dire : *a* les parties latérales de l'occipital (exoccipitaux); *b* les grandes ailes du sphénoïde (alisphénoïdes); *c* les petites
ailes sphénoïdales (orbitosphénoïdes); *d* la lame criblée de l'ethmoïde.

[1] Voyez Développement de la face, chapitre V.

de l'organisation, contribuera aussi à jeter une grande clarté sur les problèmes qui ont pour but la connaissance de l'organisation. «On verra, dit Isidore Geoffroy Saint-Hilaire, qu'il n'est aucun fait, aucune loi anatomique ou physiologique que la tératologie ne puisse éclairer d'une vive lumière, et à laquelle elle ne donne ou une infirmation ou une confirmation positive et éclatante. Ainsi, et telle sera la conséquence nécessaire d'une connaissance exacte et approfondie des anomalies, l'étude des faits normaux et celle des faits tératologiques, intimement associées l'une à l'autre, ne cesseront de se prêter un secours mutuel et puissant [1]. » L'examen de la tête des monstres anencéphales et exencéphales vient à l'appui de ce que nous avons avancé à plusieurs reprises, que le crâne était construit sur le même plan que le rachis. Cet examen nous démontre encore que si on veut expliquer la présence et l'arrangement des os du crâne en disant qu'ils sont uniquement là dans le but de protéger l'encéphale, cette interprétation ne saurait être acceptée. En effet, pourquoi, dans le cas d'anencéphalie, quand le centre nerveux manque totalement, les os de la tête se présentent-ils à nous avec la même disposition, les mêmes connexions? Il y a donc une loi générale bien au-dessus de celles que l'on a voulu baser sur des considérations de forme et de fonction; cette loi générale, qui domine toute l'ostéologie, est la *loi d'unité*. (Là planche I, *fig.* 3, représente la tête d'un exencéphale; on y voit le cerveau *b* faisant hernie au dehors de la cavité crânienne, et, malgré cette disposition anormale, on peut reconnaître les éléments osseux *a*, *c*, *d*, qui ont conservé toutes leurs connexions.)

Mais, avant de pousser plus loin nos recherches, essayons

---

[1] Histoire générale et particulière des anomalies de l'organisation chez l'homme et les animaux. Paris, 1832, tom. I, pag. XII.

de nous rendre compte des obstacles qui ont masqué si longtemps la véritable conformation osseuse de la tête, et re-
montons à leur source pour bien en apprécier la valeur.

1° La tête, par sa position, par son importance, par sa
structure si compliquée, en a imposé longtemps pour une
partie squelettique tout à fait à part. Il faut l'avouer, la mé-
prise était facile. La tête, réceptacle des organes des sens
et de l'encéphale, devait présenter, au premier abord, une
structure si complexe, qu'il était difficile de la comparer à
toute autre partie du squelette. Les divers appareils nécessaires pour la fonction des organes des sens, avec toutes
leurs complications, éloignaient encore de cette idée que la
tête n'est qu'une réunion de segments osseux. Où trouver,
en effet, dans tout le corps, une partie en rapport avec tant
d'organes différents? Les os destinés à la protection de ces
nouveaux organes, ne devaient-ils pas être de nouvelle formation et propres à cette région? Il y a du vrai et du faux
dans cette manière de raisonner : les organes des sens, par
cela même qu'il ne se trouvent qu'à la tête, amènent une
double modification dans la structure osseuse ; la première
consiste en la création de nouveaux os; la seconde, en des
changements dans le volume et la forme des pièces osseuses
voisines. Mais en réfléchissant à la création des nouveaux
os annexés aux organes des sens, on en comprend bien vite
la signification, et l'interprétation devient facile : les organes
qui servent à la vision, à l'audition, sont excessivement dé-
licats et demandent à être protégés par une enveloppe solide
spéciale. Cette enveloppe fait donc partie intégrante de ces
appareils sensoriels, et doit être mise de côté quand on n'é-
tudie que le névrosquelette de la tête. C'est ainsi que l'on écar-
tera de la liste des os proprement dits de l'extrémité céphalique, le rocher ou pétrosal, le sclérotal (si épais chez certains

animaux); les cornets qui ne servent qu'à soutenir la muqueuse olfactive et à lui permettre de couvrir une étendue plus
considérable. Oken, le premier, a bien compris la signification des rochers, et il décrit clairement leur nature essentielle. « Vous pourriez croire, dit Oken, que j'ai oublié le
rocher, non ; comme tel il ne paraît pas appartenir à une
vertèbre, mais à l'organe sensoriel (*Sinnorgan*) dans lequel
se perd le nerf vertébral de l'oreille. C'est par conséquent un
organe aussi distinct de la production vertébrale que tout
autre viscère, ou que le globe de l'œil. L'illusion provient de
ce que, d'après sa nature, il doit être ossifié, de même que
l'œil doit être cristallin [1] (*krystallisirt*).»

2° La variété des formes dans les squelettes des animaux,
est sans contredit un des obstacles les plus sérieux que les
anatomistes aient eu à franchir pour arriver à la détermination exacte des os. Ce n'est que par une étude patiente et
comparative des crânes des vertébrés, que l'on pourra trouver l'homologie des parties. Ce genre d'étude coûte beaucoup
de travail, et présente souvent des difficultés presque insur-
montables ; quelques anatomistes, néanmoins, ont voulu
faire croire à une grande simplicité dans cette sorte de recherches et, en cela, ils ont nui singulièrement aux nouvelles
doctrines. Trompés par eux, certains esprits superficiels ne
se sont pas donné le temps d'approfondir la matière, et par
suite ne sont arrivés qu'à des résultats erronés qui leur ont

---

[1] Oken ; *Ueber die Bedeutung der Schädelknochen.* Iéna, 1807, pag. 8.
« Ich hälte das Felsenbein vergessen, werdet ihr meinen. Nein ! Es scheint
» nicht zum Wirbel, als solches, zu gehören, sondern das Sinnorgan, in wel-
» ches sich der Vertebral-der Hörnernerv verliert, also ein von der Wirbel-
» production so gut geschiedenes Organ als jedes andere Eingeweide, oder
» als der Augapfel zu sein : die Täuschung liegt nur darinn, das es seinem
» Wesen nach verknöchert, so wie das Auge krystallisirt sein muss. »

fait rejeter comme spéculatives des idées qui cependant ressortent du fait même de l'observation.

La différence de forme est sans influence sur l'homologie des organes; pour s'en convaincre, il suffira de jeter un coup d'œil sur l'occipital multiple du poisson et l'occipital unique de l'homme, sur l'aile de l'oiseau et la nageoire pectorale du poisson, etc.;... toutes ces parties sont homologues, dans toute la rigueur du mot, et cependant quelle différence dans leur aspect ! L'anatomiste ne saurait trop s'habituer à cette idée, que le même os peut se présenter sous les formes les plus diverses et les plus bizarres, dans l'échelle animale : ainsi, le vomer de la morue (Pl. v, nº 41) est pointu en arrière, épais et large en avant, où il supporte de petites dents. Le vomer de l'homme (Pl. ix, nº 41), au contraire, est allongé, aplati de droite à gauche et présente une lame verticale très-mince. Le sur-occipital dans les poissons (Pl. v et x, nº 3) est représenté le plus souvent par une lame mince, placée verticalement sur le crâne, qui ressemble plus à une apophyse épineuse qu'à une partie de l'occipital. L'os homologue chez l'homme (Pl. ix et x, nº 3), ou partie squameuse de l'occipital, est, au contraire, une plaque large, polie, étalée sur l'occiput, et qui ne garde rien, quant à l'aspect, de son caractère apophysial.

Cette grande diversité de formes dans les os crâniens se retrouve dans les cas de monstruosités, et nous aurons quelquefois recours à la tératologie pour nous aider à bien saisir la signification des pièces osseuses.

3º Si la diversité des formes a été un obstacle aux progrès de l'anatomie comparative des squelettes des vertébrés, il faut reconnaître que la variété dans le volume des os n'a pas peu contribué à arrêter les efforts des anatomistes. Mais ici, faisons tout d'abord une distinction importante : le volume d'un os peut changer par excès (hypertrophie), ou par défaut (atrophie). Ces variations dans le volume d'un organe ont non-seulement pour résultat de modifier l'aspect, la figure de cet organe, mais encore, ce qui est plus grave, de changer certains rapports.

Parmi les modifications qu'un os éprouve dans son volume, l'*hypertrophie* est celle qui déguise le moins la signification primitive de l'organe ; l'*atrophie*, au contraire, tend à faire méconnaître la valeur de la partie. Mais notons bien que pour si petit que soit son volume, un os n'en existe pas moins comme élément squelettique, et témoigne toujours par sa présence qu'il est le représentant de la même partie osseuse chez un autre animal, quelle que soit, du reste, la différence de volume. E. Geoffroy Saint-Hilaire dit à ce propos [1] : « La nature emploie constamment les mêmes matériaux et n'est ingénieuse qu'à en varier les formes. Comme si en effet elle était soumise à de premières données, on la voit tendre toujours à faire reparaître les mêmes éléments, en même nombre, dans les mêmes circonstances et avec les mêmes connexions. S'il arrive qu'un organe prenne un accroissement extraordinaire, l'influence en devient sensible sur les parties voisines, qui dès-lors ne parviennent plus à leur développement habituel ; mais toutes n'en sont pas moins conservées, quoique dans un degré de petitesse qui les laisse souvent sans utilité : elles deviennent comme autant de rudiments qui témoignent en quelque sorte de la permanence du plan en général. »

Un exemple fera comprendre toute l'importance de ce fait :

---

[1] Ce passage se trouve reproduit dans deux ouvrages de É. Geoffroy Saint-Hilaire : dans Annales du muséum, 1807, tom. X, pag. 342 ; et dans Philosophie anatomique, 1818, tom. I, pag. 18.

Cuvier, étudiant la tête du crocodile, reconnut l'homologie des diverses pièces osseuses ; mais négligeant une partie moitié osseuse et moitié cartilagineuse (Pl. VI, *fig*. 1, n° 7), il regarda le n° 6 (même planche et même figure) comme formant le rocher. D'un autre côté, le caractère du n° 20, étant facile à établir, par ses rapports et sa perforation pour le passage du nerf optique, Cuvier reconnut dans ce n° 20 l'aile antérieure du sphénoïde ; l'aile sphénoïdale postérieure manquait donc, comme os distinct, et le savant professeur admit une soudure entre les deux ailes sphénoïdales ; le n° 20 représentait alors à la fois l'aile orbitaire et l'aile temporale du sphénoïde. Mais faisons tout d'abord observer que, dans le crocodile, la coalescence de deux os a lieu de nous étonner, puisque Cuvier dit lui-même que :« le crocodile, comme beaucoup d'autres reptiles, a cela d'avantageux à l'étude de son ostéologie, que ses sutures ne s'effacent point, du moins n'en a-t-il disparu aucune dans nos plus vieilles têtes [1]. »

M. R. Owen [2]; dans ses *Recherches d'homologie spéciale*, a démontré l'erreur dans laquelle était tombé Cuvier. Le professeur anglais fait remarquer, en effet, que dans le crocodile, le rocher (pétrosal) est une petite pièce osseuse et cartilagineuse à la fois, qu'on peut faire remuer par sa partie interne en y exerçant une pression avec une aiguille. Le pétrosal (Pl. VI, *fig*. 1, n° 7) est reçu dans une cavité formée par le corps postérieur du sphénoïde, l'occipital et le bord postérieur de l'aile temporale du sphénoïde ; cette cavité ou sorte d'orbite a été appelée *otocrâne*. Le pétrosal étant ainsi déterminé, la pièce osseuse qui le limite en avant

---

[1] Cuvier; Ossements fossiles, tom. V, 2e partie, pag. 69.
[2] *Loc. cit.*, pag. 54 à 62.

(Pl. vi, *fig.* 1, n° 6) devient l'aile postérieure du sphénoïde (c'était le rocher pour Cuvier) et, en effet, nous retrouvons dans cet os n° 6 les principaux caractères de l'aile temporale du sphénoïde, à savoir : 1° connexion en bas avec le corps postérieur du sphénoïde, en avant avec l'aile orbitaire, en arrière avec le pétrosal ; 2° échancrure à sa partie antérieure pour le passage d'une portion du nerf trifacial ; 3° il protége les côtés des lobes moyens du cerveau.

Le petit volume du pétrosal avait donc trompé Cuvier dans la détermination des os voisins ; cet exemple vient à l'appui de ce que nous avons avancé plus haut, que : « l'atrophie tend à faire méconnaître la valeur d'une partie. Mais, notons bien que pour si petit que soit son volume, un os n'en existe pas moins comme élément squelettique, et témoigne toujours par sa présence qu'il est le représentant de la même partie osseuse chez un autre animal, quelle que soit du reste la différence de volume. »

4° Continuons à rechercher quelles sont les causes qui ont pu arrêter si longtemps les anatomistes dans la détermination des pièces osseuses du squelette.

La mauvaise dénomination des os, la manière arbitraire dont les anthropotomistes ont usé pour l'étude de la tête, l'habitude de prendre le squelette humain adulte pour point de départ : ce sont là tout autant de causes qui ont dû empêcher pendant longtemps d'arriver à une connaissance exacte des faits. « La manière empirique, dit Gœthe, dont on a procédé pour décrire les os humains, ceux surtout de la tête, nous frapperait bien davantage, si l'habitude ne nous l'avait pas rendue supportable. On emploie des moyens mécaniques pour disloquer la tête, sans s'inquiéter de l'âge auquel elle était arrivée, et les pièces que l'on obtient ainsi sont considérées comme autant de parties que l'on décrit telles qu'elles s'offrent à la vue. »

Dans les vertébrés supérieurs, tels que l'homme, les mammifères, les oiseaux, plusieurs os crâniens se soudent très-vite après la naissance, et quelquefois même pendant la vie intra-utérine. Dans les vertébrés inférieurs, chaque pièce osseuse garde son individualité. Aussi, dans toutes les recherches d'anatomie philosophique, il convient de commencer l'étude par les vertébrés inférieurs, et de là s'élever jusqu'à celle de l'homme, en parcourant les divers degrés qui séparent ces deux extrêmes d'un même embranchement. De cette manière seulement, on sera à même de bien saisir les rapports homologiques des parties, et on pourra arriver à comprendre les lois simples qui président à la composition du squelette.

Les dénominations imposées aux os, tirées la plupart de comparaisons plus ou moins grossières avec des objets connus, peuvent offrir un certain avantage en anthropotomie, mais ne sauraient prévaloir en anatomie comparée. Le vomer humain offre quelque ressemblance avec un soc de charrue; mais en est-il de même du vomer des reptiles et des poissons ? Et cependant ces os, rigoureusement homologues dans les vertébrés, doivent porter le même nom. Le squamosal est écailleux dans l'homme et simplement linéaire dans l'oiseau. Les grandes ailes du sphénoïde sont appelées grandes, relativement aux ailes antérieures, plus petites chez l'homme; mais le contraire s'observe dans beaucoup d'aninaux (les reptiles et beaucoup de mammifères), et la dénomination usuelle ne peut plus être employée [1].

___

[1] A toutes ces raisons, qui rendent suffisamment compte de la difficulté du sujet, on pourrait en ajouter encore plusieurs. Ainsi, la forme

Frappé du vice et de l'insuffisance de notre nomenclature actuelle, M. R. Owen en a proposé une nouvelle. Elle
offre de grands avantages , et nous en ferons un fréquent
usage dans le cours de notre travail [1].

Nous donnerons, après la description de chaque vertèbre
céphalique, un tableau où sont placés en regard, et les termes
usuels d'anatomie, et ceux employés par Cuvier, É. Geoffroy
Saint-Hilaire, Dugès et M. Owen.

RÉSUMÉ.

Ici se terminent les quelques remarques préliminaires que
nous avons cru indispensables pour l'intelligence de l'étude
sur la conformation osseuse de la tête.

En nous résumant, nous dirons que plusieurs causes ont
empêché les anatomistes de saisir la véritable signification
primitive de la tête osseuse. Ces causes sont :

1° La structure si compliquée du crâne et de la face , la
présence des organes des sens, la formation de nouvelles
parties osseuses (pétrosal, sclérotal, etc.) annexées à ces organes des sens ;

et le volume de la tête osseuse s'écartent de la forme et du volume d'une
vertèbre, par suite des sinus logés entre les tables des os, et par la nécessité où les os céphaliques se trouvent de fournir une large surface
d'implantation aux fibres musculaires. « Pour resserrer, dit Camper, l'encéphale dans de justes bornes, ne pas surcharger la tête d'un poids inutile
de matière osseuse et donner cependant cette plus grande étendue qu'exi-
gent les muscles, les tables du crâne sont éloignées les unes des autres
par un grand nombre de cloisons osseuses prolongées, à la distance de
plusieurs pouces (pour la tête d'éléphant). » (Pierre Camper ; Histoire
naturelle, physiologie et anatomie comparée, tom. II, pag. 174. Paris, 1803.

[1] Voyez R. Owen, pag. 15 à 28, ainsi que les tableaux de la fin de
l'ouvrage.

2º La diversité des formes ;

5º La variété dans le volume des os ; parmi les modifications de volume, nous avons signalé l'hypertrophie et l'atrophie ;

4º La mauvaise nomenclature des os, l'habitude de prendre le squelette humain adulte pour point de départ dans les
recherches, etc.

Mais, une fois ces causes d'erreur écartées, nous pourrons
poser les conclusions suivantes :

1º La tête est un prolongement de la colonne vertébrale ;
elle est susceptible de se décomposer en segments osseux que
nous appellerons *vertèbres* ;

2º Les os qui forment la tête se correspondent dans tous
les vertébrés ; c'est ce que démontre l'homologie spéciale ;

5º Les pièces osseuses céphaliques répètent , dans leur
segment respectif, de véritables éléments vertébraux ;

4º La forme, le volume n'influent en rien sur la détermination des parties homologues ;

5º Le principe des connexions , aidé de l'étude du développement, est la boussole qui doit diriger dans les recherches d'anatomie transcendante ;

6º L'anatomie comparée peut seule jeter une vive lumière
sur cette branche de l'anatomie, la plus difficile, mais la
plus féconde en résultats. « L'animal , dit Gœthe[1], sert de
jalon, parce que la simplicité d'une structure limitée rend
les caractères plus apparents , parce que ses parties isolées
sont plus grandes et mieux caractérisées. Vouloir comprendre

[1] Gœthe; Œuvres d'histoire naturelle, traduct. de M. Charles Martins,
pag. 63.

la structure de l'homme sans avoir recours à l'anatomie
comparée est un plan inexécutable, parce que ses organes
ont souvent des rapports, des connexions qui n'existent que
chez lui, et qu'ils sont, en outre, tellement serrés les uns
contre les autres, que des parties très-visibles chez les animaux ne le sont pas chez l'homme. De plus, chez eux, les
organes sont simples ; chez nous, ils sont tous compliqués et
subdivisés ; aussi pourrait-on affirmer que des observations
et des découvertes isolées ne seront jamais concluantes.»

CHAPITRE III

Historique.

————◦—◦⊗◦—◦————

« Dans cette recherche (des homologies spéciale
et générale), comme dans toute investigation sur
les choses naturelles, les premiers travaux doivent
nécessairement être des tentatives. Mais si les
connaissances suivent une marche progressive, si
les erreurs commises d'abord sont successivement
éliminées par le concours d'esprits nouveaux qui
perfectionnent les travaux de leurs devanciers, on
peut espérer d'arriver un jour à la vérité et d'établir la science sur des bases solides. »
(R. OWEN; *Principes d'ostéologie comparée.*
Paris, 1855, pag. 153.)

Un fait digne de remarque, souvent observé dans les
luttes scientifiques, c'est le droit de priorité que se disputent
quelques auteurs. Il est souvent difficile, surtout pour les con-
temporains, de se prononcer, soit qu'on se laisse aller à des
sentiments de sympathie, soit que le point de vue auquel
on se place ne soit pas le même pour les hommes qui se po-
sent en juges. Aucune question, plus que la théorie vertébrale de la tête, n'a peut-être donné lieu à autant de discussions pour savoir à qui revenait le droit de priorité. Les
uns, fouillant dans les archives du passé, ont attribué
l'honneur de la découverte à Albertus Magnus; d'autres
ont cru trouver dans les œuvres de Jean-Pierre Frank et dans

Kielmeyer, des indications suffisantes pour trancher la question. Mais la lutte a été surtout entre Gœthe et Oken.

Albert–le-Grand, ce moine érudit qui nous a laissé des ouvrages si remarquables sur l'histoire naturelle, la philosophie, la théologie, avait déjà compris l'importance de la colonne vertébrale dans la charpente du corps: «*Spondilia quæ sunt fundamenta omnium ossium* [1].» Il avait, en outre, posé ce principe essentiellement vrai, que «*natura non facit distantia genera, nisi faciat aliquid medium inter ea : quia natura non transit ab extremo in extremum nisi per medium* [2].» Mais nous ne rencontrons nulle part un passage faisant allusion à la structure vertébrale de la tête; et si Albert–le Grand parle «*de musculis capitis et membrorum quæ sunt in capite et collo et gutture* [3]», il n'attache pas à ces mots «*membres de la tête*», la signification qu'on leur a donnée dans ces derniers temps; car il dit à la page 45, que les membres de la tête «*sunt frons, oculi, palpebræ superiores et maxilla in communitate labiorum et labia sine maxillis et duæ inferiores narium extremitates* [4]....» Ces simples citations prouvent de la manière la plus évidente quelle a été l'erreur de M. Pouchet, quand il a attribué à Albertus Magnus la connaissance de la structure vertébrale du crâne [5].

---

[1] *Beati Alberti magni Ratisb. episc. ord. Prædic. de animalibus*, lib. XXVI (*Operum*, tom. VI). Lugd., 1651, pag. 132.

[2] *Loc. cit.*, lib. II, tract. 1, cap. I, pag. 96.

[3] *Loc. cit.*, lib. I, tract. 2, cap. 14.

[4] *Loc. cit.*, lib. I, tract. 2, cap. XIV, pag. 45. Ces indications sont tirées de l'ouvrage de M. Virchow.

[5] M. Pouchet (de Rouen), dans son ouvrage intitulé : *Histoire des sciences naturelles au moyen âge*, Paris, 1853, dit à la page 271 : «Cette théorie (des vertèbres céphaliques), idée avancée s'il en fut jamais et qui semblait un véritable défi jeté à la science moderne, l'Aristote du moyen âge

Jean-Pierre Frank , en 1792 , entrevit peut-être une partie de la vérité, mais ses écrits ne prouvent pas pour cela qu'il ait pensé à tout le profit qu'on pourrait retirer d'une idée aussi féconde ; et si Frank passe si légèrement sur ce sujet, se bornant à une simple allusion, on peut hardiment assurer que le célèbre médecin n'a pas eu conscience de la découverte dont ses admirateurs ont voulu l'honorer. Aujourd'hui que la question des vertèbres céphaliques est parfaitement connue, on se persuade qu'un mot, une expression, une phrase, trouvés dans un auteur, impliquent l'idée que cet auteur devait avoir très-nette à l'esprit une théorie dont il ne se doutait peut-être pas.

Pour notre propre compte, nous sommes convaincu que si P. Frank , Kielmeyer et autres avaient eu réellement une notion exacte de la signification de la tête osseuse, ils ne se seraient pas contentés d'une phrase obscure , ou d'une simple mention dans toute l'étendue de leurs ouvrages. Voici, du reste, les propres paroles de P. Frank, d'après Berthold :

« In ea semper opinione versatus sum quamcumque spinalis columnæ vertebram pro parvo eodemque transverso cranio esse considerandam : quod ad instar majoris et in perpendiculum sequentibus vertebris superimpositæ calvariæ, determinatis corporis regionibus prospiciens, cerebellum amplectitur suum : et in quo cerebello spinali iidem prorsus morbi ac in ipso majori cerebro nascantur : quod

(Albert le Grand) paraît déjà en avoir entrevu les bases, car dans sa myologie il indique que la tête possède aussi des appendices analogues aux membres du tronc. Ainsi donc on peut dire, sans exagération, qu'Albert a en quelque sorte entrevu, mais bien confusément il est vrai, l'organisation vertébrale du crâne : problème qui ensuite sommeilla cinq cents ans, et qu'on vit surgir alors comme une révélation nouvelle, lorsque Gœthe et Oken furent frappés de son évidence, en considérant des têtes d'animaux désarticulées et gisant sur le sol. »

scilicet extrema et ex omnibus maxime conspicua nobilis-
simaque vertebra, quam calvariam appellamus, custoditum,
primatum a natura obtinuit. Quo propius cætera ab hac
ipsa distant , eo nobilior est caudati cerebri indoles , eoque
certior est, nota nimis infanticidis , momentanea violentiæ
lethalitas [1]*. »*

Cette phrase de P. Frank est la plus explicite, car nous ne
transcrivons la suivante que pour mémoire : « Pars maxima
nascentis , magnæque apud adultos extensionis, *caput* cum
vertebrali columna est. Sed quod hac in consimili calvariæ
vertebrarumque specu delitescit viscus, *cerebrum*, *cerebel-*
lum, spinalisque medulla ; hoc , sicut *unum,* nec ob aliam,
nisi desideratæ viciniæ, ac nobilitatis majoris rationem ,
verticulis intercisum ac multiforme ; sic nobilissimam hominis
partem, nervorum omnium aut principium , aut finem , sen-
susque omnis , ac motus originem constituit [2]. »

Il paraît que Burdin a écrit, dans son *Cours d'études mé-*
dicales (1803) : « Dans l'appareil osseux , on voit la variété
de formes que présente le squelette, depuis celui qui consiste
seulement en une série de vertèbres semblables, dont la tête
paraît n'être qu'une plus compliquée , jusqu'à celui qui se
compose d'une colonne vertébrale, de la tête, de la poitrine
et des membres. »

Rappelons enfin les paroles d'Ulrich : « Kielmeyerum præ-
ceptorem pie venerandum quamvis tanquam caput integrum
considerari posse in scholis anatomicis docentem audivi. »

---

[1] *Joann. Petr. Frank. De vertebralis columnæ in morbis dignitate oratio*
academica. Delectus opusculorum medicorum antehac in Germaniæ diversis
academiis editorum. Ticini, 1792, vol. XI, pag. 8.

[2] *De curandis hominum morbis,* lib. II , ord. 1, gen. 1, pag. 42. Ticini
Reg., MDCCXCII.

Jusqu'ici l'idée de la conformation osseuse de la tête ne s'est présentée à aucun des auteurs précédents. Leurs allusions vagues, le peu d'importance qu'ils semblent attacher à une simple phrase, ne doivent en rien leur mériter le droit de priorité. Mais, si nous arrivons à Gœthe et à Oken, la question devient beaucoup plus difficile à trancher, et nous croyons qu'il convient d'exposer les pièces du procès avant que de porter un jugement.

Voici un fait mis en lumière tout récemment par M. Virchow et qui semble, au premier abord, devoir faire pencher la balance pour Gœthe : Le 4 mai 1790, Gœthe écrit de Venise à Mme Herder : « Par un hasard singulièrement heureux, j'ai pu faire un grand pas dans la formation animale, lorsque Gœtze (son domestique), ramassant dans le cimetière des Juifs un morceau de crâne d'animal, me le présenta en plaisantant, comme si c'était une tête de juif [1].» L'aspect de ces fragments de tête d'animal (mouton) frappa vivement Gœthe et lui révéla le secret de la théorie osseuse du crâne. Cette découverte était sans doute une inspiration de génie ; mais il ne faut pas oublier que Gœthe se livrait depuis longtemps à des travaux sérieux d'ostéologie. Il est fort regrettable que cet illustre naturaliste ait retardé jusqu'en 1820 la publication de sa belle découverte, et il est permis de se demander si Gœthe s'était rendu maître de son sujet avant que Oken

1 Ce passage est relaté dans le récent ouvrage de M. Virchow : *Göthe als Naturforscher und in besonderer Beziehung auf Schiller*. Berlin, 1861, pag. 61. —Voici la phrase copiée textuellement (*Aus Herder's Nachlass*, 1, S. 121) : « *Durch einen sonderbar glücklichen Zufall, dass Götze (sein Diener) zum Scherz auf dem Judenkirchhofe ein Stück Thierschädel aufhebt und ein Spässchen macht als wenn er mir einen Judenkopf präsentirte, bin ich einen grossen Schritt in der Erklärung der Thierbildung vorwärts gekommen.* »

ne publiât son programme (1807) à Iéna. Cette question est très-délicate à juger, car ce long silence de Gœthe et l'exposé sommaire que cet auteur se contente de donner[1] en 1820, semblent indiquer qu'il avait abandonné cette idée, ou tout au moins qu'il n'en avait pas retiré tout le profit désirable.

Oken, prenant possession dé sa chaire de professeur à Iéna (1807), démontra publiquement ses nouvelles vues sur les vertèbres de la tête. Dans ce programme, que nous analyserons avec soin un peu plus tard, il n'est fait aucune mention de Frank, Kielmeyer et Gœthe. Oken ignorait-il la découverte de Gœthe? Avait-il eu connaissance, au contraire, du fait relaté dans la lettre écrite à Mme Herder?

S'il faut en croire Oken lui-même, ce serait une inspiration soudaine qui lui aurait révélé la structure vertébrale de la tête, inspiration engendrée, il est vrai, par ses études approfondies sur la signification des sens (1802) et sur la biologie (1803). Oken raconte qu'au mois d'août 1806, il faisait avec deux étudiants l'ascension de l'Ilsenstein : «Comme je descendais, dit-il, par l'ancienne route du côté du Sud, le plus beau crâne blanchi d'une biche gisait à mes pieds. Le ramasser, le retourner, le considérer, et ce fut assez: l'idée que c'était une colonne vertébrale me traversa comme un coup de foudre, et depuis cette époque le crâne est une colonne vertébrale.»

N'est-il pas curieux qu'à quelques années de distance, la théorie vertébrale de la tête se révélât presque dans les mêmes circonstances à ces deux grands naturalistes, Gœthe et Oken?

Enfin, comme dernière raison à alléguer en faveur d'Oken, cet anatomiste a prétendu avoir envoyé à Gœthe, en 1807,

---

[1] Voyez quelques pages plus loin ce qui est relatif à cet exposé.

un exemplaire de son programme, et il ajoute que Gœthe l'engagea à passer les fêtes de Pâques, en 1808, chez lui à Weimar.

Les preuves fournies de part et d'autre, que conclure ? Le droit de priorité est-il acquis à Gœthe, qui a reconnu, en 1790, la disposition vertébrale des pièces céphaliques, sans toutefois insister sur ce point? Ou ce droit revient-il plutôt à Oken, qui, sans connaître les travaux de son prédécesseur, a publié et exposé dans une leçon ses idées avec une rare sagacité? L'honneur d'une découverte appartient-il à celui qui se borne à énoncer vaguement une idée, sans en mesurer toute la portée, sans en rechercher les applications ? Nous ne le pensons pas; et si une inspiration soudaine révèle à un homme la route à suivre pour trouver la solution d'un problème important, et que cet homme se contente de poser l'énoncé du problème, doit-on le regarder comme l'innovateur? Le mérite de la découverte ne revient-il pas, au contraire, à celui qui présente la question sous toutes ses faces, la tourne dans tous les sens pour bien en comprendre toute l'étendue, l'appuie sur des observations multipliées et, la fécondant ainsi de ses travaux, lui fait produire les plus beaux fruits pour la science!

La priorité est donc acquise à Oken; mais n'oublions pas néanmoins la part que Gœthe a le droit de revendiquer[1].

---

[1] M. Virchow (*loc. cit.*, pag. 116, 117) nous apprend en outre que, quinze ans après la mort de Gœthe, Oken fit à ce dernier le reproche de n'avoir pas publié plus tôt ses observations. Cet argument invoqué par Oken est justifié par les dates : car c'est seulement dans sa Morphologie (1820, liv. I et II, pag. 250) que Gœthe affirme qu'il poursuivait ces recherches depuis trente ans. «Stimulé par une observation de Hégel, où on supposait que Gœthe avait communiqué son mémoire à Oken, lequel s'était approprié le fait, peut-être aussi excité par une note très-défavorable de Riemer,

Cette question relative à la priorité de la découverte une fois débattue, passons immédiatement au récit des diverses phases qui se sont succédé dans l'étude de la conformation vertébrale de la tête.

Dans une leçon publiée à Iéna en 1807, Oken[1] expose ses vues nouvelles sur la structure vertébrale de la tête. La première phrase, renfermant toute la pensée de l'auteur, est ainsi conçue : « Une ampoule, une cavité s'ossifient, et c'est une vertèbre. Elle se prolonge en canal, se divise en articles, devient osseuse, et c'est une colonne vertébrale. Ce canal émet (suivant certaines lois) des conduits latéraux sans issue ; ils s'ossifient, et on a le squelette du tronc. Ce squelette se répète aux deux pôles, chaque pôle répète en soi l'autre pôle ; ce sont une tête et un bassin. Le squelette entier n'est qu'une vertèbre développée, répétée, ramifiée, et une vertèbre est l'élément préformé du squelette. L'homme entier n'est qu'une vertèbre. »

Cette seule phrase suffit pour nous faire saisir la manière dont Oken comprend la formation squelettique ; elle nous montre en outre l'influence des idées philosophiques professées par les *philosophes de la nature*, et les exagérations où ces idées doivent nécessairement conduire. Les compatriotes d'Oken, Spix et Carus, ont accepté aveuglément ces errements du maître, qu'ils ont exagérés au lieu de les combattre.

Oken, dont nous étudierons plus tard la théorie en détail, admet la structure vertébrale de la tête, et c'est le crâne d'un

Oken rappela alors qu'il s'était défendu de cette attaque en 1836, et qu'à la réunion des naturalistes à Iéna, Kieser ainsi que Lichtenstein s'étaient prononcés en sa faveur. »

[1] *Ueber die Bedeutung der Schädelknochen*. Iéna, 1807, in-4°.

jeune mouton qu'il choisit pour la démonstration des faits avancés.

Le crâne est dû à la réunion de trois vertèbres développées, volumineuses ; ces vertèbres affectant des rapports essentiels avec les organes des sens logés dans la tête, sont des vertèbres des sens (*Sinneswirbel*), et peuvent être appelées :

Première vertèbre céphalique ou vertèbre de l'oreille (Ohrwirbel).
Deuxième   —   ou vertèbre maxillaire (Kieferwirbel).
Troisième   —   ou vertèbre de l'œil (Augwirbel).

Oken, tout en reconnaissant que la structure vertébrale semble se continuer dans le vomer et dans la mâchoire supérieure, se refuse cependant à admettre une vertèbre nasale. Cet anatomiste considère le sens de l'olfaction comme n'appartenant pas à la tête ; il l'appelle alors *un sens thoracique*, et par suite lui refuse une vertèbre céphalique spéciale. Plus tard [1] Oken revient sur sa première opinion, et il donne le tableau suivant [2] :

Vertèbres.	A. *Corps.*	B. *Apophyses perf.*	C. *Apoph. épin.*
1. Vert. auriculaire.	Basilaire.	Occipitaux latér.	Occipital supér.
2. Vert. linguale.	Sphénoïde postér.	Grandes ailes.	Pariétaux.
3. Vert. oculaire.	Sphénoïde antér.	Petites ailes.	Frontaux.
4. Vert. nasale.	Vomer.	Ethmoïdes.	Nasaux.

Avouons que, s'il avait su rester dans le champ de l'observation, le système d'Oken n'aurait pas été en butte aux critiques sévères mais justes de la plupart des anatomistes. Dans la détermination des vertèbres crâniennes, Oken avait été heureusement inspiré ; mais travaillant sous l'influence d'idées philosophiques spéculatives, l'auteur devait fatalement vicier son essai original. C'est ce qui arriva. Les maxillaires

---

[1] Esquisse d'un système d'anatomie, de physiologie et d'histoire naturelle, par Oken. Paris, 1821.

[2] *Loc. cit.*, pag. 41.

supérieurs, avec les os de la face qui l'avoisinent, devinrent des membres thoraciques ; l'os maxillaire inférieur fut regardé comme répétant les membres abdominaux [1]. Une fois lancé dans cette voie, aucun obstacle ne put arrêter les excès de cette théorie ; nous voyons alors les homologies les plus bizarres être établies : c'est ainsi que l'appareil palatin [2] répète les mâchoires supérieures et correspond à la main, les palatins au carpe, les ptérygoïdes à l'avant-bras ; l'ensemble de ces parties constitue la mâchoire palatine, etc., etc.

Un homme dont le talent d'observation et l'esprit supérieur s'étaient brillamment montrés, Gœthe, entrevit cette grande idée que toutes les formes osseuses ne sont que des modifications plus ou moins variées d'un seul type primitif, et il s'exprime de la manière suivante : « C'est ainsi que la nature parvient à créer par des modifications d'organes semblables, et à entrelacer les uns avec les autres les systèmes les plus différents, qui ne cessent pas pour cela d'être très-affines ; cependant, la métamorphose a deux effets différents chez les animaux parfaits. D'un côté, comme nous le voyons dans les vertébrés, la force plastique modifie des parties identiques, d'après un certain plan et de la manière la plus constante, ce qui établit la possibilité du type en général ; de l'autre, les parties comprises dans le type changent continuellement chez toutes les espèces animales, sans néanmoins pouvoir jamais perdre leur caractère. »

Dans ses *Œuvres d'histoire naturelle*[3], Gœthe se demande si on peut déduire les os du crâne de ceux des vertèbres,

---

[1] Pour de plus amples renseignements, voyez la Théorie d'Oken, au commencement du chapitre IV.

[2] Oken, 1821, pag. 43, *loc. cit.*

[3] Œuvres d'histoire naturelle, traduct. de M. Ch. Martins.

et expliquer ainsi leurs formes et leurs fonctions[1]. Cette idée,
que la tête n'est qu'un composé de vertèbres, avait été entrevue vers l'année 1790 par le naturaliste de Francfort, qui
cependant ne la livra à la publicité que longtemps après
les travaux d'Oken. Gœthe[2] regarde la tête comme formée
par la réunion de six vertèbres : « trois pour la partie postérieure, enfermant le trésor cérébral et les terminaisons de la
vie, divisées en rameaux déliés qu'il envoie à l'intérieur et à
la surface de l'ensemble ; trois composent la partie antérieure,
qui s'ouvre en présence du monde extérieur qu'elle saisit,
qu'elle embrasse et qu'elle comprend. »

De ces six vertèbres, les trois crâniennes étaient déjà ad-
mises par un grand nombre d'anatomistes, et se trouvaient
représentées par :

> L'occipital,
> Le sphénoïde postérieur,
> Le sphénoïde antérieur.

Quant aux trois vertèbres faciales, Gœthe propose :

> L'os palatin,
> La mâchoire supérieure,
> L'os intermaxillaire.

Quelques années après la découverte d'Oken, Spix[3] publie
un grand ouvrage sur l'*Ostéologie de la tête chez l'homme
et les vertébrés*. La théorie exposée dans cet ouvrage est en
grande partie la reproduction des idées d'Oken ; mais combien ces idées ne sont-elles pas dépassées et exagérées ! Le

---

[1] *Loc. cit.*, pag. 110.

[2] *Loc. cit.*, pag. 112.

[3] *Cephalogenesis sive capitis ossei structura, formatio et significatio...*, in-fol.,
avec XVIII planches ; Monachii, 1815. Voyez, pour l'examen détaillé de
cette théorie, chapitre IV de notre mémoire.

crâne se compose de trois vertèbres, et chacune de celles-ci répète dans la tête une région du corps. Ainsi Spix appelle la vertèbre postérieure, (première ou occipitale) du nom de vertèbre abdomino-céphalique. — La deuxième vertèbre, ou pariétale, devient un thorax dans la tête. — La troisième vertèbre, ou vertèbre frontale, n'est qu'une vertèbre crânio-céphalique. Quant à la composition de ces ceintures osseuses, l'auteur se range à l'opinion d'Oken, et il admet que le basilaire est un corps vertébral d'où s'élèvent les parties latérales et supérieure de l'occipital comme des lames obliques et une apophyse épineuse. De même, dans la zone pariétale, le corps postérieur du sphénoïde, avec les grandes ailes et les pariétaux, forme un corps et un arc pour la protection des centres nerveux. Enfin, la masse qui soutient et sépare les petites ailes représente l'élément central d'une vertèbre, dont les petites ailes et le frontal ne sont que l'arc supérieur.— Pour ce qui concerne les os de la face, Spix voyant en eux la représentation de toutes les parties du tronc et des extrémités, les désigne par une expression qui exprime leur rang et leur origine : c'est ainsi que l'os jugal devient un os scapulo-céphalique; les parties écailleuse et annulaire du temporal sont l'os iléo et ischio-céphalique; le condyle et l'apophyse coronoïde du maxillaire inférieur s'appellent fémur et tibia, etc., etc.

L. Bojanus, restant dans le domaine de l'observation, a publié dans le journal *l'Isis* (1818) et dans son *Parergon*, ses idées relatives à la constitution morphologique de la tête. Ses belles recherches d'anatomie comparée et les planches qui accompagnent ses divers mémoires, nous apprennent que l'auteur reconnaît l'existence de quatre vertèbres céphaliques. Il a eu le mérite de déterminer exactement la constitution de la vertèbre nasale. — Consulter : ***Craniorum ar-***

galidis, ovis et capræ domesticæ comparatio. — Anatome testudinis Europeæ. Vilna, 1819. — *Parergon ad anatomen testudinis; cranii vertebratorum animalium, scilicet piscium, reptilium, avium, mammalium comparationem faciens icone illustratam.* Vilna, 1821. — *Observatio anatomica de fœtu canino 24 dierum ejusque velamentis. Cum tabula ænea.* (Nov. act. nat. cur., 1820, tom. X, 1re part., pag. 159.)

Si Bojanus ne s'est pas laissé entraîner par des idées spéculatives, il n'en est malheureusement pas de même de Carus. Regardant la *sphère* comme la forme organique primaire, et cette sphère devant se changer en d'autres formes par les progrès de l'évolution, Carus formule cette loi : Nul degré supérieur d'évolution d'un organisme ne s'obtient que par la multiplication du type primaire de formation répété toujours à des puissances différentes et de plus en plus élevées [1]. A raison du nombre des masses ganglionnaires qui constituent l'encéphale, l'anatomiste allemand pense que, indépendamment des trois vertèbres crâniennes essentielles, il faut admettre l'interposition de trois nouvelles vertèbres qu'il nomme *intervertèbres.* Ces dernières présenteront un rapport important avec les organes des sens, oreille, œil, organe olfactif. Le crâne sera donc formé par trois vertèbres et trois intervertèbres, et la face par trois vertèbres. Nous pouvons, en nous résumant, dresser le tableau suivant.

[1] Carus; Traité élémentaire d'anatomie comparée, suivi de Recherches d'anatomie philosophique ou transcendante, trad. Jourdan; Paris, 1835, tom. III. Voyez, pour l'exposé plus détaillé de cette théorie, chapitre IV de notre mémoire.

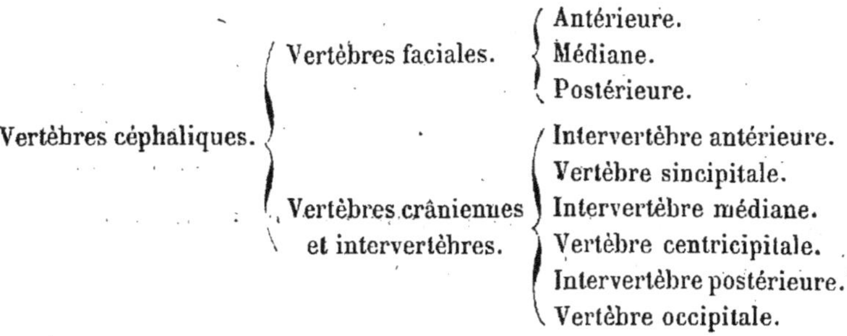

Les naturalistes français ne restèrent pas étrangers au mouvement scientifique venu de l'Allemagne. Duméril, en 1808, avait en quelque sorte pressenti les nouvelles doctrines homologiques. — É. Geoffroy Saint-Hilaire, dans son ouvrage sur la philosophie anatomique et dans ses fameuses discussions à l'Académie en 1830, s'efforça d'établir la *théorie des analogues, l'unité de composition organique*. — De Blainville, de son côté, ne négligea jamais dans ses ouvrages de démontrer les rapports intimes qui relient la colonne vertébrale à la tête ; Cuvier lui-même, quoique opposé aux vues nouvelles d'*homologie générale*, imprima à la science une marche philosophique par ses belles recherches sur les *homologies spéciales* des parties osseuses de la tête dans tous les vertébrés.

L'ensemble de ces travaux, en donnant une direction nouvelle aux études d'anatomie comparée, tira l'École moderne de cette espèce d'indifférence où elle était plongée depuis si longtemps. L'engouement pour les détails disparut ; les analogies reconnues permirent d'établir une nomenclature applicable aux squelettes de tous les animaux. L'organisation fut saisie dans son ensemble, et alors s'effacèrent toutes ces fausses appréciations qui, faisant croire à des différences dans l'organisation des diverses classes de vertébrés, tendaient ainsi à créer autant d'anatomies distinctes qu'il y a d'espèces animales. Les noms différents donnés à un même os dans divers

animaux disparurent du langage anatomique, pour faire place
à des mots applicables à tous les vertébrés. Cette révolution
scientifique est un des plus grands progrès de l'anatomie comparée ; elle marque la tendance philosophique du siècle vers
des vues d'ensemble et vers de hautes généralisations. Ne
sont-ce pas là les plus brillantes conquêtes dont le domaine
de l'esprit puisse s'enrichir ?

Disons un mot sur les théories émises par Duméril, de
Blainville et É. Geoffroy Saint-Hilaire.

Le professeur Duméril [1], en 1808, publie un mémoire
intitulé : *Considérations générales sur l'analogie qui existe
entre tous les os et les muscles du tronc dans les animaux.*
Dans ce travail, l'auteur établit que la tête n'est qu'une vertèbre gigantesque, tant au point de vue ostéologique qu'au
point de vue des mouvements. Le trou occipital correspond
au canal rachidien ; les apophyses mastoïdes deviennent des
apophyses transverses [2] ; l'apophyse basilaire et très-souvent
le corps du sphénoïde sont de véritables corps vertébraux ;
les condyles occipitaux représentent des apophyses articulaires, et la protubérance, avec les portions inférieure et latérales de l'os, sont analogues aux lames vertébrales et à l'a-
pophyse épineuse d'une vertèbre. D'après le nombre et la
forme des condyles, le professeur Duméril établit la différence
des mouvements de la tête sur le rachis dans les vertébrés ;
il arrive à cette conclusion, que les analogies des muscles de

[1] Magasin encyclopédique, 1808, tom. III, pag. 111, ainsi que le Nouveau
Bulletin des sciences de la Société philomatique, mai 1808, pag. 133.
Voyez le chapitre IV de notre mémoire.

[2] Duméril a le mérite d'avoir indiqué le premier la véritable signification des mastoïdes.

l'épine avec ceux de la tête sont d'autant plus marquées, que les mouvements de la tête sur les premières cervicales se rapprochent des mouvements des autres vertèbres entre elles.

Il est fâcheux que Duméril n'ait pas poussé plus loin ses recherches. Cette idée du savant naturaliste nous démontre qu'incontestablement il avait pressenti les doctrines homologiques ; le mot de *vertèbre pensante*, comme synonyme du mot *crâne*, qui circula durant la lecture du mémoire au sein de l'Institut, sembla à l'auteur une condamnation de ses vues trop hardies.

Quelques années plus tard, le professeur d'anatomie comparée au Jardin des plantes, de Blainville, admet que la tête, dans les animaux vertébrés, se compose d'une série de vertèbres réunies entre elles ; ces vertèbres sont en rapport avec le système nerveux particulier qu'elles renferment, comme dans le reste de la colonne vertébrale.

Cette opinion se trouve nettement exprimée dans plusieurs ouvrages ou articles dus à la plume de de Blainville ; on trouvera tout ce qui est relatif à cette question dans le *Bulletin de la Société philomatique* de 1816, dans l'*Ostéographie* et dans le *Dictionnaire d'histoire naturelle* de Déterville, à l'article *Mammifère*.

L'auteur établit que la colonne vertébrale s'étend du vomer à la dernière pièce coccygienne. Le crâne est dû à la réunion de quatre vertèbres d'où descendent, de chaque côté, des appendices formant ainsi un tout appelé tête. Les quatre vertèbres crâniennes se composent [1] : la première, des diverses parties de l'occipital ; la seconde, du sphénoïde postérieur,

---

[1] Dictionnaire d'histoire naturelle de Déterville. Paris, 1818, tom. XIX, pag. 84, à l'article *Mammifère*.

de ses grandes ailes , des deux pariétaux (quelquefois d'un interpariétal ou même d'un pariétal unique); la troisième, du sphénoïde antérieur avec ses petites ailes, d'un seul ou de deux frontaux ; enfin, la quatrième, qui commence la colonne vertébrale, est formée du vomer et peut-être des deux os du nez, quelquefois réunis en un seul.

Les appendices qui descendent des vertèbres crâniennes, servent au perfectionnement des organes des sens et à la mastication. C'est ainsi que le premier appendice appartient à l'organe de l'olfaction (cornets inférieurs et masse ethmoïdale). Le second appendice, qui constitue la majeure partie de la face , sert à l'organe de la vision et à la composition de la mâchoire supérieure; il naît par deux racines : une externe formée par l'os jugal, l'autre interne composée de l'apophyse ptérygoïde interne et de l'os palatin ; ces deux racines se réunissent ensuite à l'aide du maxillaire supérieur. Le troisième appendice est le plus complexe : il semble appartenir à la fois à l'organe de l'ouïe et à la mâchoire inférieure ; les divers os qui entrent dans sa formation sont : la caisse du tympan, le mastoïde, les osselets de l'ouïe, le cadre du tympan, l'os squamosal et le maxillaire inférieur. Le quatrième appendice, enfin, est l'os hyoïde avec son attache au crâne au moyen de l'apophyse styloïde : cet appendice se relie à la double fonction de déglutition et de respiration.

Cette théorie de l'éminent professeur de Blainville a compté et compte encore quelques partisans ; mais aujourd'hui, nous la croyons insuffisante, et les connaissances actuelles ont introduit dans l'étude de la *signification* des os de la tête des modifications importantes que nous aurons à discuter en temps et lieu.

L'homme qui, en France, a travaillé avec le plus de zèle

aux progrès de l'anatomie philosophique est sans contredit
É. Geoffroy Saint-Hilaire ; le premier, il a publié un ouvrage
ex professo [1] et a soutenu contre Cuvier une brillante lutte,
dont nous trouvons les intéressants détails dans les *Principes
de philosophie zoologique* [2]. « De tous ces travaux, dit M. Robin [3], il résulte manifestement que, dans les discussions célè-
bres entre Geoffroy Saint-Hilaire et Cuvier, la vérité n'était pas
du côté où le public était porté à la voir. Il ressort, en effet,
manifestement du livre de M. Owen, que Cuvier reconnais-
sait l'exactitude des principes émis par Vicq-d'Azyr, Gœthe,
Spix, Oken, Carus, Geoffroy Saint-Hilaire,.... toutes les fois
qu'ils étaient par trop évidents et trop grossiers, comme
dans les cas des analogies du fémur avec l'humérus, de
l'occipital avec une vertèbre ; mais il les niait et en faisait le
sujet de railleries, lorsque ces analogies étaient plus difficiles
à reconnaître, lorsqu'il fallait sortir des considérations de la
forme pour s'élever jusqu'à celle des rapports et de l'examen
des périodes fœtales..... De la sorte, Cuvier admet les homologies générales et spéciales quand elles sont grossières ; il
suit les règles établies par les auteurs précédents, et reste
partisan de leurs doctrines tant que la question n'offre pas de
difficultés ; mais, en face de ces dernières, au lieu de poursuivre un principe unique, que démontrent nombre de faits,
il cherche à élever un second principe qui, poursuivi rigoureusement, ne tendrait à rien moins qu'à renverser celui qu'il
a admis jusque-là. » Cette critique, parfaitement juste, se

---

[1] Anatomie philosophique, 2 vol. in-8º. Paris, 1818 et 1822.

[2] Principes de philosophie zoologique discutés au sein de l'Académie
des sciences, en 1830, par Geoffroy Saint-Hilaire ; Paris, 1830.

[3] Théorie des analogues ; Revue critique, par Ch. Robin ; dans les Archives générales de médecine, juillet 1855.

trouvera corroborée par les faits à chaque pas que nous ferons dans l'étude de la conformation osseuse de la tête.

Mais, si Geoffroy Saint-Hilaire a su asseoir sur des bases solides sa *théorie des analogues*, le *principe des connexions*, la loi du *balancement des organes*,..... il faut avouer aussi que la théorie qu'il a donnée pour les vertèbres crâniennes est bien insuffisante et bien inférieure à celles de ses prédécesseurs [1].

Geoffroy Saint-Hilaire pense que la tête n'est que la réunion de sept vertèbres [2], et pour arriver à la détermination de ces segments osseux, il choisit un moyen que nous croyons non-seulement mauvais, mais encore contraire aux préceptes de l'anatomie philosophique. L'auteur fixe à 9 le nombre des éléments constitutifs d'une vertèbre, et à 63 le nombre des germes osseux ou os qui composent la tête des vertébrés ; divisant ce nombre 63 par 9, il obtient pour quotient le chiffre 7, qui indique la série des vertèbres crâniennes. Une simple remarque suffit pour renverser cette théorie : en effet, l'auteur range parmi les os du névro-squelette de la tête des parties qui, comme les rupéaux, les ethmophysaux, les rhinophysaux,..... appartiennent en propre aux organes des sens et ne prennent, par suite, aucune part dans la structure vertébrale de l'extrémité céphalique. De plus, l'hypothèse des sept noyaux placés bout à bout et formant un axe central et une série de corps vertébraux, est contraire aux faits ; enfin, la division du basilaire en deux segments (basisphénal et otosphénal) n'est pas naturelle et ne saurait être admise, etc., etc.

---

[1] Voyez l'examen critique de cette théorie, dans notre chapitre IV, à l'article *Théorie* de Geoffroy Saint-Hilaire.

[2] Voyez le Tableau donné par Geoffroy Saint-Hilaire, et reproduit dans notre chapitre IV.

La théorie proposée par É. Geoffroy Saint-Hilaire est donc vicieuse et tout à fait hypothétique ; mais n'oublions pas pour cela que ce savant naturaliste a vulgarisé parmi nous des idées très-justes sur les analogies du squelette , et qu'il a droit à toute notre reconnaissance.

Dans le premier volume de son bel ouvrage sur l'*Anatomie du chat*, M. Straus-Durckheim [1] expose ses idées relativement à la conformation vertébrale de la tête. Indépendamment des quatre segments osseux admis par la plupart des anatomistes, l'auteur se croit en droit d'affirmer que les cartilages du nez représentent dans leur mode d'arrangement les éléments d'une vertèbre. La tête est donc formée par la réunion de cinq vertèbres, qui sont : 1° vertèbre rhinale ; 2° vertèbre ethmoïdale ; 5° vertèbre sphénoïdale ; 4° vertèbre sphécoïdale ; 5° vertèbre basilaire. Disons un mot sur la manière dont les pièces osseuses sont groupées dans ces segments céphaliques.

1°*Vertèbre rhinale*.—Presque entièrement rudimentaire, cette vertèbre appartient exclusivement à la face ; les éléments vertébraux sont répartis de la manière suivante :

Corps de la vertèbre......	Cartilage mésorrhinal.
Lame...................	Cartilage épirrhinal.
Apoph. transverse........	Cartilage pararrhinal.
Apoph. oblique postérieure.	Cornet du nez [2].

Les appendices sont réduits aux cartilages des ailes du nez et aux os labraux (intermaxillaires), qui forment ainsi deux séries.

---

[1] Anatomie descriptive et comparative du chat, par Hercule Straus-Durckheim. Paris, 1845, tom. I, pag. 380.

[2] C'est le cornet inférieur, car M. Straus ne regarde les deux cornets supérieurs que comme des anfractuosités ethmoïdales.

.2° *Vertèbre ethmoïdale*. — Cette vertèbre commence à entrer dans la composition du crâne, surtout dans les vertébrés supérieurs.

> Corps de la vertèbre...... Lame ethmoïdale.
> Lame.................. Os nasaux.
> Apoph. transverse........ Os planum.
> Apoph. oblique antérieure.. Anfractuosités ethmoïdales.
> Apoph. oblique postérieure. Cornets de Bertin.

A cette vertèbre se rattachent comme appendices le vomer et les unguis.

5° *Vertèbre sphénoïdale*. — Le corps vertébral est le sphénoïde et plus spécialement la cloison qui sépare les deux sinus:

> Corps de la vertèbre............ Sphénoïde.
> Lame...................... Coronal.
> Apoph. oblique antér. et transverse.. Parties latérales des sinus.
> Apoph. oblique postér. et transverse. Ailes d'Ingrassias.

Nous trouvons encore ici deux séries d'appendices, à savoir : les palatins, les siagonaux (maxillaires supérieurs), les malaires et les cartilages tarses des paupières.

4°*Vertèbre sphécoïdale*.—Celle-ci ressemble beaucoup à une vertèbre rachidienne :

> Corps de la vertèbre...... Sphécoïde (sphénoïde postér.)
> Apoph. transverse.... ... Apoph. ptérygoïde de l'homme.
> Apoph. oblique antérieure.. Grande aile ou apoph. ptérale.
> Apoph. oblique postérieure . Partie de cette masse apophysaire.
> Lame de l'ap. épineuse. ... Pariétaux.
> Apophyse épineuse. .... Os wormien ou interpariétal.

L'os squameux, les cartilages méniscoïdes et la mâchoire inférieure d'une part, et l'os corsal (apophyse zygomatique du temporal) d'autre part, constituent les appendices de la vertèbre sphécoïdale.

5° *Vertèbre basilaire.*— D'une détermination facile, cette vertèbre a pour :

Corps..................	Basilaire.
Apoph. oblique postérieure.	Condyliens.
Apoph. oblique antérieure..	Rocher.
Apoph. transverse.........	Styloïde.
Apoph. épineuse..........	Occipital supérieur.

Deux séries d'appendices s'attachent à cette vertèbre, ce sont : pour la première série, les osselets de l'ouïe, le tympanique et les pièces de l'oreille externe; pour la seconde série, les osselets de la corne céphalique de l'hyoïde, le corps de l'hyoïde et les cornes laryngiennes de l'hyoïde, ou appendice latéral.

Dans une thèse soutenue devant la Faculté de médecine de Montpellier, en 1856, M. le professeur P. Gervais[1] reconnaît que la tête est due à la réunion de quatre vertèbres, ou ostéodesmes, qu'on peut nommer :

A. D'après leurs corps..........	Ethmoïdienne. Sphénoïdale antérieure, — postérieure. Occipitale ou basilaire.
B. D'après leurs arcs supérieurs...	Nasale. Frontale. Pariétale. Occipitale.
C. D'après leurs arcs inférieurs...	Incisive. Supra-maxillaire. Mandibulaire. Hyoïdienne.

[1] Théorie du squelette humain fondée sur la comparaison ostéologique de l'homme et des animaux vertébrés. (Thèse pour le doctorat en médecine. Montpellier, 1856.)

Toutes les pièces osseuses céphaliques (à l'exception des cornets ethmoïdaux , des osselets de l'ouïe , du cercle du tympan) entrent dans la constitution des quatre vertèbres que nous venons de nommer, et voici de quelle manière l'auteur les classe :

1º Le segment nasal a pour corps l'ethmoïde avec ses deux apophyses acanthoïdes supérieure et inférieure (apophyse *crista galli* et cloison des fosses nasales). L'arc supérieur est formé par les os nasaux, et l'inférieur par les os intermaxillaires.

2º Dans le segment fronto-maxillaire, la masse qui soutient les petites ailes, ces petites ailes et le frontal, se réunissent pour constituer un centrum et un arc neural ; tandis que les apophyses ptérygoïdes, les palatins, les maxillaires supérieurs et probablement les lacrymaux, donnent naissance à un arc inférieur ou viscéral. Le vomer n'est qu'une sorte d'apophyse acanthoïde inférieure appartenant au corps du sphénoïde antérieur.

3º Le segment pariéto-mandibulaire possède tous les éléments de la vertèbre, à savoir : un corps, ou sphénoïde postérieur; des lames obliques, ou grandes ailes du sphénoïde; et une apophyse épineuse, ou pariétaux. L'arc vertébral inférieur commence par le temporal , qui se divise en parties mastoïde et écailleuse, et se complète par le maxillaire inférieur.

4º Quant au segment occipital, sa constitution est tellement simple, qu'il suffit de nommer le basilaire, les occipitaux latéraux et l'occipital supérieur, pour indiquer sa nature vertébrale. M. Gervais se rattache à l'opinion de de Blainville et de Dugès, en disant que l'appareil hyoïdien forme l'arc viscéral de la vertèbre occipitale.

Tout récemment, en 1861, M. Lavocat, professeur à l'École impériale vétérinaire de Toulouse, a publié ses recherches sur la détermination méthodique et positive des vertèbres céphaliques. L'auteur a cherché tout d'abord à établir nettement la composition de la vertèbre type, et il est arrivé aux résultats suivants : dans la vertèbre type on trouve un centrum d'où partent deux arcs formés chacun par dix éléments distincts, qui sont, pour l'arc supérieur :

1° *Parapophyse neurale.* — Noyau épiphysaire formant la cupule postérieure articulée avec la tête de la côte suivante ; il se prolonge et s'élargit sur la surface postérieure du *centrum*, et se réunit à l'opposé, sous forme de disque intervertébral.

2° *Métapophyse neurale.* — Cupule antérieure articulée avec la tête de la côte correspondante et prolongée, comme l'autre cupule, à la surface du *centrum*.

3° *Diapophyse neurale.* — Noyau formant le sommet de l'apophyse transverse et s'articulant avec la tubérosité de la côte.

4° *Neurapophyse.* — C'est la lame vertébrale qui, après avoir recouvert la moelle épinière, s'adosse et s'unit en haut à l'opposée.

5° *Neurépine.* — Formant le sommet de l'apophyse épineuse, ce noyau se soude rapidement à l'opposé, comme l'apophyse qui le porte.

Les dix éléments de l'arc inférieur sont :

1° *Parapophyse hémale.* — Noyau épiphysaire de la tubérosité de la côte.

2° *Métapophyse hémale.* — Noyau formant la tête de la côte.

3° *Diapophyse hémale.* — La côte proprement dite.

4° *Hémapophyse*. — Le cartilage costal des mammifères ou la côte inférieure des oiseaux.

5° *Hémépine*. — La pièce sternale correspondante souvent, mais non toujours, soudée à l'opposée.

Appliquant ces données à la recherche des éléments vertébraux de la tête, M. le professeur Lavocat admet les quatre vertèbres suivantes :

1. Vertèbre occipito-hyoïdienne ou auditive.
2.   —   pariéto-maxillaire ou gustative.
3.   —   fronto-mandibulaire ou visuelle.
4.   —   naso-turbinale ou olfactive[1].

L'Angleterre, longtemps indifférente aux questions d'anatomie transcendante, a produit depuis une dizaine d'années une série de travaux remarquables.

M. le professeur R. Owen [2] a publié sur les *homologies du squelette vertébré* l'ouvrage le plus complet que possède la science. M. Holmes Cootes [3] adopte entièrement les idées de M. R. Owen. M. Humphry [4], dans son ouvrage sur l'*ostéologie et la syndesmologie du squelette humain*, consacre un chapitre à l'étude des homologies de la tête. Les journaux ne restèrent pas muets en présence de ce mouvement scientifique et nous trouvons un long mémoire de M. Goodsir dans le *Nouveau Journal philosophique d'Édimbourg* [5].

[1] Voyez, à propos de la théorie de M. le professeur Lavocat, les articles que nous avons publiés dans le *Montpellier médical*, numéros de décembre 1861 et février 1862.

[2] Principes d'ostéologie comparée; recherches sur l'archétype et les homologies du squelette vertébré. Paris, 1855, chez J.-B. Baillière.

[3] *The homologies of the human skeleton.* London, 1849.

[4] *The human skeleton.* Cambridge, 1858.

[5] *The Edinburgh new philosophical Journal*, new series, vol. V, jan. 1857.

M. le professeur R. Owen, dont nous étudierons plus loin les travaux, a eu le double mérite de rester dans l'observation fidèle des faits et d'établir rigoureusement les homologies spéciales et générales de plusieurs pièces osseuses céphaliques. L'auteur, après avoir recherché soigneusement quels sont les éléments constitutifs d'une vertèbre, applique à chacun de ces éléments un nom particulier ; puis, la vertèbre typique idéale étant définie et décrite, M. Owen se demande si la tête ne peut pas être ramenée au type vertébral et si chaque partie osseuse céphalique n'a point son homotype dans un segment osseux du reste du squelette.

La tête est due à l'assemblage de quatre vertèbres [1], qu'on peut nommer :

1° *Suivant leurs neurépines* [2] : vertèbres occipitale, pariétale, frontale, nasale ;

2° *Suivant leurs corps* : basilaire, basisphénoïdale, présphénoïdale, vomérienne ;

3° *Suivant leurs arcs hœmataux* : scapulaire, hyoïdienne, mandibulaire, maxillaire.

Sans entrer ici dans de longs détails sur la détermination de ces vertèbres crâniennes, nous nous contenterons de faire remarquer que les trois premières vertèbres (l'occipital constituant la première) possèdent des apophyses transverses, représentées par les paroccipitaux, les mastoïdes et les postfrontaux ; la vertèbre nasale seule est dépourvue de parapophyse.

---

[1] « J'appelle vertèbre un de ces segments de l'endosquelette qui constituent l'axe du corps et les canaux protecteurs des troncs nerveux et vasculaires : un tel segment peut aussi supporter des appendices divergents. » R. Owen, *loc. cit.*, pag. 172.

[2] La nomenclature et les termes employés par M. Owen étant propres à ce professeur, nous donnons à la fin de ce mémoire un tableau explicatif.

Les arcs hæmataux viennent compléter en bas les segments céphaliques; ce sont : les arcs scapulaire , hyoïdien, mandibulaire , maxillaire. Nous trouvons ici une heureuse innovation introduite dans la science par M. Owen : l'arc inférieur de la vertèbre nasale n'est plus, comme on le prétendait, formé par les os intermaxillaires ou incisifs, mais bien par la réunion des palatins (*pleurapophyses*), des maxillaires supérieurs (*hœmapophyses*) et des prémaxillaires (*hœmépine*). Les os de la mâchoire supérieure se rattachant à la vertèbre nasale, ceux de la mâchoire inférieure complètent la vertèbre frontale. L'appareil hyoïdien avec le stylohyal (qui est une de ses pièces) devient l'arc hæmatal du segment pariétal, et enfin la vertèbre occipitale se trouve reliée aux membres thoraciques par l'intermédiaire de l'arc scapulo-coracoïdien. L'admission de l'arc scapulo-coracoïdien nous paraît soulever de sérieuses difficultés qui nous entraîneraient dans des discussions trop longues en ce moment. Nous préférons renvoyer nos observations au chapitre spécial qui traite de l'examen critique de la théorie d'Owen.

Enfin, et nous terminerons par cette dernière remarque, chaque vertèbre peut supporter des appendices plus ou moins compliqués. Ces appendices sont : les membres thoraciques pour la vertèbre occipitale, les grandes cornes de l'hyoïde pour la deuxième vertèbre , les opercules pour la troisième vertèbre , et les os réunis malaire , squamosal , apophyses ptérygoïdes, pour la vertèbre nasale.

Par ce rapide exposé de la théorie d'Owen, on voit bien vite les modifications importantes introduites par le célèbre professeur anglais dans les recherches si difficiles sur la signification des os de la tête ; et, pour rendre notre pensée à cet égard, nous ne pouvons mieux faire que de reproduire ces quelques lignes de M. Robin [1] : «Discutant tout ce qui a été écrit sur ce sujet, continuateur et émule des esprits élevés qui ont commencé cet ordre d'études , M. Owen a terminé leur œuvre par un travail d'ensemble à la fois concis et complet. En suivant une voie analytique plus parfaite et plus mûre, il a le mérite d'avoir démontré sans réplique l'entière généralité et la vérité de la synthèse formulée par les mots *unité de type*.... On ne peut réellement, en lisant ce travail de M. Owen, que le féliciter de l'avoir fait publier chez nous, et qu'émettre les vœux de voir le célèbre professeur de Londres poursuivre cet ordre de travaux et de publications, en nous faisant connaître les homologies des muscles, nerfs et vaisseaux, puis surtout les homologies complètes des mêmes organes et du squelette chez les invertébrés.»

Sous le titre de *Constitution morphologique du squelette de la tête des vertébrés*[2], le *Nouveau Journal philosophique d'Édimbourg* nous a donné un remarquable mémoire de M. le professeur Goodsir. Une chose qui frappe à la lecture de cet ouvrage, c'est de voir M. Goodsir baser sa nouvelle théorie sur les recherches embryologiques. Quoique nous ne puissions pas donner notre assentiment à la détermination des vertèbres céphaliques telle que l'expose l'auteur, nous nous plaisons cependant à reconnaître que l'étude du développement des embryons fournit le guide le plus précieux et le plus sûr en anatomie philosophique.

Sans vouloir entrer dans la discussion des faits avancés par M. le professeur Goodsir, discussion qui nous occupera un peu plus loin [3], nous devons néanmoins exposer les vues générales de l'auteur.

[1] *Loc. cit.*

[2] *Edinburgh new philosophical Journal*, new series, vol. V, jan. 1857.

[3] **Voir chapitre IV.**

Le nombre des vertèbres céphaliques (désignées sous le nom de *sclérotomes* dans le mémoire cité) n'est pas le même dans la tête de tous les animaux vertébrés. On en compte sept chez les crocodiles et les mammifères (les proboscidiens exceptés); six seulement chez les oiseaux, les amphibies, les reptiles (les crocodiles exceptés), les poissons (les cyclostomes exceptés).

Ces segments osseux reçoivent les noms de : 1º *rhinal*, 2º *vomérin*, 3º *ethmoïdal*, 4º *pré-sphénoïdal*, 5º *post-sphénoïdal*, 6º *temporal*, 7º *occipital*. A chacune de ces vertèbres se trouve rattaché un arc hæmatal dont le point d'origine est dans la lame viscérale correspondante. Faisons remarquer que, pour le professeur anglais, les bourgeons appelés maxillaire supérieur, frontaux latéraux et frontal médian, sont des lames viscérales sérialement homologues à celles de la région cervicale.

Pour terminer la liste des auteurs qui se sont occupés de l'anatomie philosophique de la tête, signalons encore les recherches de M. Georges Murray Humphry[1], consignées dans son *Traité sur le squelette humain*. Cet auteur admet que la tête est due à la réunion de quatre vertèbres.

Dans le rapide historique que nous venons de tracer, nous n'avons exposé que les principales théories, négligeant à dessein les adhésions apportées par la plupart des anatomistes ; ces adhésions aux vues d'analogie, qui ont jeté un si vif éclat sur l'anatomie philosophique, se rencontrent à chaque page dans les ouvrages modernes. Si l'accord n'est pas parfait relativement à la détermination exacte des éléments vertébraux céphaliques, tous les auteurs se plaisent à

---

[1] *On the human skeleton.* Cambridge, 1858.

reconnaître l'heureuse influence de la marche philosophique imprimée aux études d'histoire naturelle.

Ce que nous avançons ici n'est que l'expression de la vérité, comme chacun pourra s'en assurer en lisant les traités de physiologie ou d'anatomie de Müller [1], Béclard [2], Burdach [3], Bischoff [4], Estor [5], Cruveilhier [6], Sappey [7], Longet [8], etc., ou les belles recherches de Baër [9], Rathke [10], Reichert [11], etc.

[1] Éléments de physiologie. Paris, 1851, tom. II, pag. 740.

[2] Traité élémentaire de physiologie. Paris, 1859, pag. 927.

[3] Traité de physiologie. Paris, 1838, tom. III, plusieurs articles.

[4] Encyclopédie anatomique. Paris, 1843, tom. VIII, pag. 385.

[5] Cours d'anatomie médicale. Montpellier, 1833, tom. I, pag. 459.

[6] Traité d'anatomie descriptive. Paris, 1851, tom. I, pag. 158.

[7] Traité de physiologie. Paris, 1860, tom. II, pag. 839.

[8] Traité d'anatomie descriptive. Paris, 1853, tom. I, pag. 50.

[9] Dans Burdach, *loc. cit.*

[10] *Ibid.*

[11] *Vergleichende Entwickelungsgeschichte des Kopfes der nackten Amphibien nebst den Bildungsgesetzen des Wirbelthier-Kopfes.* Königsberg, 1838.

CHAPITRE IV

Exposé et discussion des principales théories émises sur la structure vertébrale de la tête.

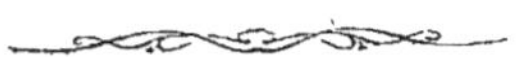

> « Les découvertes qui réalisent un progrès fon-
> damental dans les sciences constituées, exigent
> toujours le concours de plusieurs générations et
> quelquefois le concert des savants de plusieurs
> nations. »
>
> (BÉCHAMP ; *Deuxième lettre sur la chimie.*
> — *Montpellier médical,* mars 1862, pag. 230.)

Un des travaux qui plaisent le plus à l'esprit, consiste à rechercher les diverses phases par lesquelles passe successivement une question intéressante et controversée. Rien de plus curieux et de plus instructif à la fois que de suivre une idée tour à tour émise et rejetée, obscure au premier abord, mais bientôt se dégageant de l'ombre. On éprouve une sensation de joie au récit des découvertes qui se sont ajoutées les unes aux autres pour reculer les limites de la science, et l'homme qui étudie avec soin les ouvrages de Gœthe, Oken, Carus, Geoffroy Saint-Hilaire, Owen, assiste à une série de scènes émouvantes qui se déroulent sous ses yeux.

THÉORIE D'OKEN.

Nous avons déjà parlé de la question de priorité. C'est à Oken que revient le mérite d'avoir signalé le premier la structure vertébrale du crâne. Analysons maintenant la théorie d'Oken, telle que cet auteur l'a exposée dans ses divers ouvrages.

Pour la démonstration de ses nouvelles vues, Oken choisit la tête d'un jeune mouton [1]. Il enlève les os de la face et ceux qui ne font pas partie de la base du crâne. Il obtient ainsi une colonne osseuse représentant trois corps vertébraux avec leurs apophyses transverses et leurs trous. Il remet en place les os crâniens (à l'exception du temporal, qui, chez le mouton, ne contribue nullement à former la cavité crânienne), et il a une *colonne vertébrale céphalique* (Kopfwirbelsaüle), « qui ne diffère du rachis lui-même que par un canal neural développé. De même que le cerveau est une moelle épinière plus puissamment développée en vue d'organes plus élevés, de même le crâne n'est qu'une colonne dorsale plus volumineuse [2].»

Le nombre des vertèbres crâniennes est de *trois*. Chacune d'elles affecte des rapports intimes avec les nerfs des organes des sens. Oken les désigne par les noms de *vertèbre de l'œil* (Augwirbel), *vertèbre maxillaire* (Kieferwirbel), *vertèbre de*

---

[1] *Ueber die Bedeutung der Schädelknochen. Ein Programm beim Antritt der Professur an der Gesammt-Universität zu Iena.* Iena. 1807.

[2] Oken, *loc. cit.*, pag. 5.

l'oreille (Ohrwirbel). Ces vertèbres sont donc des *vertèbres des sens* (Sinneswirbel), et leur classement marche parallèlement à celui des nerfs sensoriels.

Ces trois vertèbres sont limitées de la manière suivante : les diverses pièces de l'occipital forment la première vertèbre, ou vertèbre auditive ; pour isoler la deuxième de là troisième, tirez une ligne qui, après avoir séparé le pariétal du frontal, vienne passer entre les deux sphénoïdes.

1° VERTÈBRE AUDITIVE. — Oken trouve une si grande ressemblance entre l'occipital d'un fœtus de mammifère ou d'homme et une vertèbre dorsale incomplètement développée, qu'il se contente de nommer les parties qui se correspondent. La troisième vertèbre cervicale du crocodile, ou une vraie vertèbre de mammifère, se compose de cinq pièces qui ont leurs représentants dans l'occipital.

Pars basilaris...........	Corps de la vertèbre.
Parties condyloïdiennes.	Apophyses transverses.
Pars occipitalis.........	Apoph. épineuse souvent divisée, comme dans le spina-bifida.
Trou occipital..........	Canal vertébral.
Condyles articulaires....	Apophyses obliques.
Foramen lacerum......	Trou intervertébral.

Oken assigne ainsi à chaque partie sa véritable signification. Guidé dans ces nouvelles recherches par son esprit d'observation, il établit encore l'homologie générale du rocher, en le rejetant de la liste des productions vertébrales pour le ranger parmi les os du splanchnosquelette.

2° VERTÈBRE MAXILLAIRE. — Le corps du sphénoïde postérieur, les grandes ailes et les pariétaux forment, par leur réunion, la seconde vertèbre. Quant aux apophyses ptérygoïdes, Oken remarque qu'elles appartiennent à une autre formation et qu'elles représentent vraisemblablement l'os homoïdeum des oiseaux, homologie dont Cuvier avait déjà eu le pressentiment. Disons, en outre, que le temporal, chez le mouton, de même que dans le crocodile, la tortue,... n'intervient nullement dans la constitution de la vertèbre maxillaire.

3° VERTÈBRE OCULAIRE. — On reconnaît facilement la troisième vertèbre (surtout chez les ruminants), si on veut bien se rappeler que le sphénoïde se divise en deux parties, non-seulement chez le fœtus et les ruminants, mais aussi chez le singe , le Bradypus tridactylus, le Dasypus novemcinctus, le chien, le renard, l'ours , le chien de mer, les rongeurs et chez tous les fœtus de mammifères , si on les prend suffisamment jeunes. Le corps antérieur du sphénoïde, les apophyses d'Ingrassias et le frontal donnent naissance, par leur réunion, à un segment osseux qu'on peut appeler vertèbre de l'œil.

Si, restant dans le champ de l'observation qu'il explorait avec tant de hardiesse et de bonheur, Oken ne s'était pas laissé entraîner par des idées spéculatives, on peut sûrement avancer que la théorie des vertèbres crâniennes aurait rallié tous les esprits. Mais, travaillant sous l'influence du panthéisme , cet éminent anatomiste devait fatalement tomber dans des exagérations, exagérations d'autant plus condamnables qu'elles émanaient d'un esprit supérieur et qu'elles jetaient de la défaveur sur une théorie vraie à son origine.

La face, avec sa structure si compliquée, ses nombreuses pièces osseuses de configuration si différente, éloigne tout d'abord de l'idée d'une structure vertébrale. Oken cependant recherche la signification des divers os qui la constituent, et il indique des homologies générales intéressantes à connaître.

Mais tout d'abord une chose qui frappe, à la lecture du programme d'Oken, c'est la distinction établie entre les sens céphaliques proprement dits et les sens thoraciques. L'auteur n'admet que deux sens céphaliques : l'œil et l'*oreille*; deux sens thoraciques: le *nez* et la *langue* ; et un sens, prolongement des deux sens du tronc vers la tête, qui s'est mis au service du nez et de la bouche: c'est le *sens maxillaire*. Or, si nous étudions les rapports des sens avec les vertèbres crâniennes, nous voyons que chaque sens céphalique (*œil* et *oreille*) et le sens maxillaire (ou sens tactile dans la tête) ont chacun une vertèbre qui leur est propre ; mais nous voyons aussi que le nez et la langue n'ont pas de vertèbres spéciales, parce que les organes dont ils dépendent (poumon et intestin) ne sont pas des sens. Amené à discuter la valeur relative des sens, Oken nous dit que l'œil et l'oreille sont des sens principaux, « les sens les plus immatériels de l'animalité, et que là où ils ne sont pas, il n'y a plus que matière. L'œil est la tête du système nerveux, l'oreille la tête du système osseux ; tous deux, extrémités du plus haut et du plus bas, et par cela même extrémités uniques toutes deux, sans type individuel [1]. » Quant au nez et à la langue, ce sont des sens secondaires, dont l'un (le *nez*) est la tête du système vasculaire et l'autre (la *langue*) la tête du système intestinal.

Cette singulière classification des sens découle naturellement des idées philosophiques que les anatomistes allemands se sont complu à introduire dans les études anatomiques. Leurs axiomes : *tout est dans tout*, *la partie reproduit le tout*, etc., les forcent à rechercher dans la tête la répétition

____

[1] Oken, *loc. cit.*, pag. 18.

de tout le corps : la cavité nasale reproduit le thorax (der Thorax des Kopfes) ; la cavité buccale l'abdomen. A la cavité nasale est appendue la mâchoire supérieure, comparable alors aux membres thoraciques, de même qu'à la cavité buccale se relie la mâchoire inférieure ou membres abdominaux. Nous pouvons comprendre dès à présent toute la pensée de l'auteur : de même que le cerveau est plus noble que le système vasculaire, celui-ci plus noble que le système intestinal, de même les sens céphaliques (*œil* et *oreille*) sont plus nobles que le nez, celui-ci plus noble que la langue. Les sens céphaliques ont, par suite, des vertèbres propres, tandis que le nez et la langue en sont dépourvus. Quant au sens maxillaire, nous avons déjà vu sa valeur comme sens tactile répétant dans la tête un sens du tronc et possédant, par suite, une vertèbre.

Quel jugement devons-nous porter sur cette question relative à la valeur des sens et à leur rapport avec les vertèbres crâniennes ? La réponse nous semble facile, d'autant mieux qu'Oken lui-même se charge de nous éclairer à ce sujet. C'est ainsi que cet auteur, après avoir posé, en 1807, les distinctions que nous venons d'étudier, renverse lui-même sa première théorie, quelques années plus tard (1821), dans son *Esquisse du système d'anatomie* [1]. Il admet, à la page 41 de ce mémoire, que « le crâne est composé de trois vertèbres, le visage d'une. Chacune de ces vertèbres est destinée à un organe des sens », et il donne le tableau suivant :

Vertèbres.	*Corps.*	*Apophyses perf.*	*Apoph. épin.*
1. Vert. auditive.	Basilaire.	Occipitaux latér.	Occipital supér.
2. Vert. linguale.	Sphénoïde postér.	Grandes ailes.	Pariétaux.
3. Vert. oculaire.	Sphénoïde antér.	Petites ailes.	Frontaux.
4. Vert. nasale.	Vomer.	Ethmoïdes.	Nasaux.

[1] Esquisse du système d'anatomie, de physiologie et d'histoire naturelle. Paris, 1821.

Le sens de l'odorat a donc maintenant une vertèbre propre ; ce n'est donc plus un sens secondaire ou thoraco-céphalique ! Oken a prévu le reproche qu'on pourrait lui adresser, et il dit dans une note [1] : « on trouvera la plus grande partie de ces idées détaillées dans mon programme sur la *Signification des os de la tête*, 1807 ; dans ma *Philosophie de la nature*, 1811 ; dans ma *Grande histoire naturelle*, et dans plusieurs mémoires insérés dans l'*Isis*, avec figures. On ne sera pas étonné si on vient à rencontrer des variations dans une doctrine qui est une des plus profondes de la philosophie de la nature. »

Nous craindrions d'abuser de la patience de nos lecteurs en entrant dans l'examen détaillé des membres céphaliques tels que les envisage Oken ; qu'il nous suffise de dire que la mâchoire supérieure répète les membres thoraciques, la mâchoire inférieure répète les membres abdominaux. Mais comme Oken a modifié sa manière de voir en 1821, nous citerons seulement les analogies reconnues à cette époque [2] :

A. Le *bassin* de la mâchoire inférieure est composé :

1. De l'*os articulaire*, correspondant à l'os ilii.

2. De l'*os angulaire* = os ischion.

3. De l'*os supplémentaire* = os pubis.

B. Les *os cruraux* de la mâchoire inférieure sont composés :

1. De l'*os coronoïde* = cuisse.

2. De l'*os operculaire* = jambe.

C. Le *pied* de la mâchoire inférieure est composé :

1. Du *dentaire* = tarse.

2. Des *dents* = doigts et ongles.

[1] Oken, loc. cit., pag. 44, 1821.
[2] Oken, loc. cit., pag. 42, 1821.

La mâchoire *supérieure* est composée des mêmes pièces que le membre thoracique; elles sont même visibles dans les mammifères.

A. Épaule de la mâchoire supérieure :

1. *Os temporal* = scapula.

2. *Conduit* auditif externe = furcula.

3. *Caisse* = clavicula.

B. Bras :

1. *Os jugal* = humérus.

2. *L'apophyse postérieure* et la *jugale* de la mâchoire supérieure = radius et ulna, très-distincts dans les oiseaux et le cabiai.

C. Main :

1. *Les dents* sont les doigts ou les ongles : la canine répond au pouce, les fausses molaires à l'index., etc.

2. L'os de la *mâchoire supérieure* correspond au carpe et est composé de plusieurs pièces visibles même dans le fœtus de l'homme. Une de ces pièces est pour la canine, une pour les fausses molaires et les trois autres pour les vraies molaires.

THÉORIE DE DUMÉRIL.

Le 15 et le 22 février 1808, à l'Institut, le professeur Duméril fit lecture d'un mémoire intitulé : *Considérations générales sur l'analogie qui existe entre tous les os et les muscles du tronc dans les animaux*[1].

Le second chapitre de ce mémoire est le seul qui nous intéresse. L'auteur veut prouver que la tête peut être considérée comme une vertèbre, non-seulement au point de vue de l'ostéologie, mais encore au point de vue des mouvements. Le trou occipital, en effet, correspond au canal rachidien des vertèbres ; l'apophyse basilaire, et très-souvent l'os sphénoïde, sont semblables, par la structure et les usages, aux corps des vertèbres ; le condyle double ou unique représente des facettes articulaires ; la protubérance occipitale et les espaces compris au-dessous sont les analogues des apophyses épineuses et de leurs lames osseuses ; enfin, les apophyses mastoïdes sont tout à fait conformes aux apophyses transverses.

Duméril, après avoir ainsi retrouvé le type vertébral dans le crâne, étudie avec soin les analogies que les membres de la tête et ceux du rachis peuvent avoir entre eux. Il fait remarquer avec raison que, s'il existe des différences au point

[1] Magasin encyclopédique, 1808, tom. III, pag. 111. Nouveau bulletin des sciences de la Société philomatique, mai 1808, pag. 133.

vue de la disposition musculaire, chez l'homme et les animaux, ces différences tiennent surtout à ce que les deux premières vertèbres cervicales, à cause même de leur conformation, permettent des mouvements autres que ceux du rachis en général. Voici, du reste, les termes dont Duméril se sert pour rendre sa pensée [1] : « Les mouvements particuliers de la tête et de la première vertèbre sur la seconde, qui sont si différents de ceux que permettent les autres pièces de l'échine, semblent ainsi avoir altéré la forme primitive des muscles qui s'insèrent à la tête. »

L'observation confirme les idées du professeur Duméril. En effet, les mammifères et l'homme présentent deux condyles occipitaux ; les oiseaux ont un condyle unique et convexe ; les reptiles (à l'exception des batraciens) offrent un condyle unique à trois lobes ; dans les poissons, enfin, où les mouvements de la tête sur le rachis sont nuls, l'os basilaire offre une surface concave analogue aux autres surfaces des vertèbres, et les parties osseuses sont maintenues en rapport par des disques intervertébraux et des ligaments tout à fait identiques à ceux qu'on rencontre dans toute l'étendue du rachis.

Ce simple coup d'œil sur le mode d'articulation de la tête avec la colonne épinière nous fait présager que les poissons ne présenteront qu'un même appareil musculaire depuis la tête jusqu'à la queue : c'est ce que la dissection démontre d'une manière positive.

Duméril recherche ensuite les analogies des muscles spinaux avec ceux qui meuvent la tête. Nous suivrions volontiers le savant professeur dans ce parallèle, si nous ne craignions pas de sortir de notre sujet. Contentons-nous de dire que les muscles de la tête s'écartent d'autant plus de la forme des

---

[1] *Loc. cit.*, pag. 129.

muscles spinaux, qu'on s'élève davantage dans l'échelle animale. Ceci n'a pas lieu de nous surprendre : le mode d'articulation de la tête avec le rachis différant selon les animaux, les mouvements doivent varier et, par suite, entraîner une disposition particulière dans l'appareil musculaire.

En résumé, Duméril a été conduit à regarder la tête comme une vertèbre gigantesque, eu égard aux mouvements qu'elle pouvait exécuter sur la colonne épinière.

Nous voyons ce professeur partir d'un point opposé à celui d'Oken et arriver cependant à la même conclusion. Ne doit-on pas se rencontrer quand on est dans le chemin de la vérité !

Il est à regretter que Duméril n'ait pas poussé plus loin ses investigations, en recherchant les éléments vertébraux de toute la tête. A ce propos, Geoffroy Saint-Hilaire fait la remarque suivante[1] : « Cette opinion (la tête est une vertèbre), qui établit incontestablement que l'auteur avait, à quelques égards, pressenti les fameuses doctrines des homologies allemandes, n'eut pas été plutôt énoncée au sein de la première classe de l'Institut, qu'elle y excita une rumeur dont, je ne puis me dispenser de le faire remarquer, il est fâcheux que notre savant confrère se soit trop préoccupé. L'expression de *vertèbre pensante*, proférée tout à coup comme un équivalent du mot *crâne*, et qui circula durant la lecture du mémoire, fut considérée par Duméril comme une condamnation indirecte d'une hardiesse trop grande. »

---

[1] Annales des sciences naturelles, tom. III, pag. 177.

THÉORIE DE SPIX.

En 1815, Spix publie sa *Cephalogenesis*[1].

La théorie proposée par l'auteur mérite de nous arrêter un moment; elle est marquée au coin de l'originalité la plus extravagante, et nous démontre une fois de plus que l'imagination de l'homme, une fois lancée dans le vaste champ des hypothèses, ne connaît plus de bornes. L'étude que nous venons de faire des ouvrages d'Oken nous a déjà mis au courant des idées spéculatives que les auteurs allemands se sont complu à introduire dans l'anatomie philosophique; mais combien ces idées ne se trouvent-elles pas exagérées et dépassées par Spix !

Spix part de cette idée, que la nature se perfectionne de plus en plus dans toutes ses créations, et que les transformations qu'elle fait subir à la matière sont de plus en plus belles. Cette gradation s'observe dans les éléments comme dans les minéraux, les plantes et les animaux.

La nature a adopté pour tous les animaux un type à trois formes, qui est toujours le même et qui ne varie que dans certaines limites. Les organes assujétis à ce type sont l'abdomen, le thorax et la tête. Il y a un ventre dans les animaux inférieurs (*zoophytes*, *polypes*, *vers*) un thorax et une tête

---

[1] *Cephalogenesis sive capitis ossei structura, formatio et significatio*..... In-fol., avec 18 planch., par J.-B. Spix. Monachii, 1815.

à peine distincts l'un de l'autre dans des animaux plus parfaits (*poissons*) ; le thorax prédomine dans les *amphibies*
et les *oiseaux* ; dans les *mammifères*, nous voyons la tête
l'emporter sur l'abdomen et le thorax, et *avoir sous ses ordres
des mains et des pieds pour exécuter sa volonté.* (In maxime
perfectis denique *mammalibus* caput abdomini et thoraci ad
eumdem jam perfectionis gradum promoto, et successive ope
pedum manuumque ad motum voluntarium apto prædomi-
nans [1].) Chez l'homme, enfin, l'abdomen, le thorax et la tête
sont parfaitement séparés. « On pourrait donc, non sans
quelque raison, dit Spix [2], considérer le bassin et le thorax
isolément comme des essais imparfaits de la nature qui cherche
à créer la tête. Ces mêmes organes se reproduisent dans la
tête, mais d'une manière plus belle et plus frappante, pourvus
de toutes leurs parties nécessaires et plus conformes à l'archétype. Il semblerait donc qu'ils concourent en quelque sorte
à la formation de la cavité cérébrale, qu'on peut regarder avec
raison comme la partie la plus essentielle et principale de
notre corps.... »

Raisonnant ainsi, Spix assure que la cavité buccale répond à l'abdomen, le maxillaire inférieur avec le squamosal
au bassin et aux extrémités pelviennes, les fosses nasales et
l'oreille au thorax qui serait constitué lui-même par l'ethmoïde,
les lacrymaux, les palatins, le malaire et le maxillaire supérieur.

L'auteur cherche les preuves de ce qu'il avance dans les
différentes formes et divisions que présentent les squelettes
des vertébrés inférieurs et de l'embryon humain ; c'est ainsi
qu'il remarque que : la portion du maxillaire supérieur qui

---

[1] *Loc. cit.*, pag. 48.
[2] *Ibid.*

sert de soutien à l'os zygomatique représente l'humérus; l'os
intermaxillaire et la partie canine, le radius et le cubitus;
l'ouverture des fosses nasales répond à l'espace qui sépare
les deux os de l'avant-bras, et que remplit le ligament inter-
osseux, espace qui est aussi l'analogue de l'échancrure sig-
moïde du maxillaire inférieur. Enfin, la portion alvéolaire
ou molaire représente le carpe; et les alvéoles, où s'implantent
les dents, correspondent aux phalanges.

Les dents sont les analogues des ongles des mains et des
pieds, et deviennent pour Spix des *preuves évidentes* de l'analogie et des liens qui existent entre le thorax et la mâchoire.
Chez l'homme, la première incisive répond à l'ongle du pouce,
la deuxième incisive à l'ongle du petit doigt, la canine à
l'ongle de l'index, les deux fausses molaires à l'ongle de l'annulaire, et enfin les trois molaires vraies à l'ongle du médius.

Trouvant ainsi une si grande analogie entre les parties
contenantes, l'auteur de la *Cephalogenesis* se trouve tout naturellement amené à établir les analogies des organes con-
tenus. La membrane de Schneider, ou muqueuse olfactive,
répond aux poumons, la luette au cœur, le voile du palais
au diaphragme, la langue au pénis, les amygdales, les paro-
tides et les glandes sub-linguales aux reins et aux testicules,
et enfin le pharynx au tube intestinal.

La tête est donc la reproduction du corps entier; les cavités occipitale, pariétale, frontale, peuvent être assimilées
au bassin, au thorax, à la cavité crânienne. «Aussi, ajoute
Spix[1], il résulte de ce qui précède, et il deviendra encore
plus évident dans la suite, que tous les os du corps de
l'homme et de l'animal, depuis le frontal jusqu'à la dernière
phalange du pied, ne sont autre chose que des métamor-

---

[1] *Loc. cit.*, pag. 52.

phoses successives et naturelles de la tête, si on les examine dans l'ensemble du règne animal et dans chaque être en particulier, aux différentes périodes de l'existence. Tous ces os doivent se retrouver dans la tête, où ils sont représentés par des os analogues. C'est pourquoi j'ai cru convenable , afin d'exprimer par un seul mot l'origine et le rang de chacun d'eux, de donner à chacun des os de la tête la désignation suivante : le frontal avec la petite aile du sphénoïde sera l'os crânio-céphalique propre et supérieur ; le pariétal avec la grande aile et le corps du sphénoïde s'appellera thoracico-céphalique ; l'occipital, y compris l'os latéral et basilaire, sera l'os pelvi-céphalique ; l'ethmoïde, les lacrymaux et les os du nez constituent l'os sterno-céphalique premier, moyen et inférieur. J'appellerai le palatin os costo-céphalique supérieur, moyen et inférieur ; l'os jugal scapulo-céphalique , le maxillaire supérieur extrémité thoracico-céphalique, le temporal ou plutôt les parties écailleuse et annulaire seront l'os iléo et ischio-céphalique ; le condyle du maxillaire inférieur et l'apophyse coronoïde, etc., s'appelleront fémur et tibia ; les saillies alvéolaires seront les os des phalanges, et la mâchoire inférieure enfin portera le nom d'extrémité pelvi-céphalique, etc.»

Ces comparaisons et cette nomenclature ont-elles produit un résultat quelconque pour l'anatomie philosophique? Nous ne le pensons pas ; bien plus, nous nous croyons autorisé à dire que les *philosophes de la nature* ont apporté pour la construction du monument scientifique des matériaux si peu *positifs*, qu'ils nuisent plutôt qu'ils ne servent, semblables à ces ouvriers imprudents qui, poussés par un zèle mal entendu, compromettent parfois le succès de l'œuvre à laquelle ils avaient voué tous leurs soins.

Non content de voir la tête reproduire tout le corps, Spix

rêve pour cette partie squelettique une destinée plus haute, une forme plus élevée, et il s'écrie[1] : «Quelle belle forme revêtent, dans la tête, le bassin, le thorax et les organes qui dépendent et qui servent au toucher, c'est-à-dire les pieds et les mains !..... La tête représente une sphère parfaite, semblable aux sphères des corps célestes, et qui ne manque, ni d'une colonne vertébrale sur laquelle elle repose, ni de pieds, ni de mains. Quant aux sutures qu'on y voit, ne sont-elles pas les lignes de démarcation des climats et des diverses zones? Si l'on compare la tête de l'homme à la planète qu'il habite, la région qui s'étend de l'occiput au front représentera celle qui, dans le globe terrestre, va du pôle à l'équateur. L'os basilaire sera l'axe, la suture lambdoïde le cercle polaire, la suture coronale le cercle tropique, la suture sagittale le méridien. L'occiput lui-même pourra être assimilé à la zone et à la région polaires, le pariétal à la zone tempérée, la région du front à la zone torride. Enfin, toutes ces régions et tous ces cercles de la tête humaine peuvent être regardés comme les analogues du ceux du ciel...»

Et voilà ce qu'on a voulu décorer du nom de *philosophie*

---

[1] « Ad quam pulchritudinem formam pelvis et thorax eorumque organa tactoria sive ipsa corporis tentacula, pedes nempe manusque in capite efficta conspiciuntur !..... Caput sphæram absolutam, illi corporum cœlestium, neque columna vertebrali ut fulcro, neque manibus pedibusve indigentium non absimilem exhibere videatur. Imo vero quid suturæ aliud sunt, nisi climatum zonarumque diversarium termini? Si caput hominis ut incolæ terræ cum hoc planeta conferre velimus, regio ab occipite usque ad frontem extremam illa quasi a polo usque ad æquatorem consideranda venit, eo modo, ut os basilare quasi axis, sutura lambdoïdea ut circulus polaris, sutura coronalis ut circulus tropicus, sutura sagittalis ut meridianus, ideoque occiput ipsum ut zona ac regio polaris, regio parietalium ut zona temperata, et illa frontalis ut zona torrida, denominari, omnesque hæ capitis humani zonæ et circuli illis cœli stelliferi analogæ haberi possint.....» (*Loc. cit.*, Spix, pag. 52.)

de la nature ! On a peine à croire qu'une imagination, même ardente et fiévreuse, puisse enfanter de tels rêves. «Toutes les fois que l'intelligence s'abuse, c'est que la passion ou le caprice la transportent de l'état positif, où ils la trouvent et qui les blesse, à un état fictif qui leur agrée et les séduit. Selon que le veulent ces trop habiles magiciens, la probabilité s'élève ou s'abaisse, l'évidence se voile ou éclate ; le possible et l'impossible échangent leurs masques et leurs couleurs [1].»

Pour ne pas entrer dans l'examen complet de la théorie de Spix, nous nous contenterons de présenter sous forme de tableau les considérations suivantes [2].

CRANIUM.

VERTEBRA ANTERIOR, sive tertia, s. cranio-cephalica, s. frontalis.

Processus ejusdem spinosi, sive ossa superiora (*ossa frontis*).

— — transversi, s. ossa lateralia (*alæ sphenoideæ minores*).

Corpus ejusdem, s. os basilare (*corpus alarum minorum ossis sphenoidei*).

VERTEBRA MEDIA, s. secunda, s. thoracico-cephalica, s. parietalis.

Processus ejusdem spinosi, s. ossa superiora (*ossa parietalia, s. bregmatis*).

— — transversi, s. ossa lateralia (*alæ sphenoideæ majores*).

---

[1] Dictionnaire des sciences philosophiques, sous la direction de A. Franck, de l'Institut. Paris, 1844, tom. I, pag. 106.

[2] Ce tableau est en grande partie la reproduction de l'*Index* que Spix publie à la fin de son ouvrage sur la Cephalogenesis.

Corpus ejusdem, s. os basilare (*corpus alarum majorum sphenoidei*).·

Vertebra posterior, s. prima , s. abdominali-cephalica, s. occipitalis.

Processus ejusdem spinosi, s. ossa superiora (*occiput superius*).

— 　　 — 　　 transversi, s. ossa lateralia (*processus occipitis condyloidei*).

Corpus ejusdem, s. os basilare (*corpus, s. os basilare occipitis*).

FACIES S. EXTREMITAS CRANII.

Pars faciei suprema, s. tertia (extremitas cranii suprema, s. tertia, s. extremitas vertebræ frontalis), s. ossa cervicalifacialia, s. laryngo-hyoideo-facialia. Ossa, quæ ceu extremitas vertebræ frontali, sive ceu extremitas suprema ac tertia toti cranio eodem modo respondent, atque annexa sunt, quo larynx et aspera arteria cum osse hyoideo tanquam extremitas columnæ vertebrarum cervicali, sive tanquam extremitas suprema ac tertia toti trunco spinali (os ethmoideum cum osse unguis conchisque narinis).

Os crico-arytheno-faciale (os ethmoideum), cujus lamina papyracea ossi cricoideo, lamina cribrosa cum crista galli ossi arythenoido, duæ conchæ nasales superiores parti asperæ arteriæ superiori (sicuti concha nasalis infima parti asperæ arteriæ pulmonali) respondent.

Os thyroideo-faciale (duo ossa lacrymalia s. unguis), cui caruncula lacrymalis æque ac glandula thymi cartilagini thyroideæ insidet.

Os cornui ossis hyoidei anteriori analog. ⎞ Processus pterygoid.
— 　　 — 　　 posteriori — 　 ⎠ 　 intern.

Pars faciei media, s. secunda (extremitas cranii media

sive secunda s. extremitas vertebræ parietalis), sive ossa thoracico-facialia. — Ossa, quæ ceu extremitas vertebræ parietali, sive ceu extremitas secunda toti cranio eodem modo respondent, atque annexa sunt, quo thorax cum suis extremitatibus tanquam extremitas columnæ vertebrarum thoracicæ, sive tanquam extremitas media ac secunda toti trunco spinali (maxilla superior).

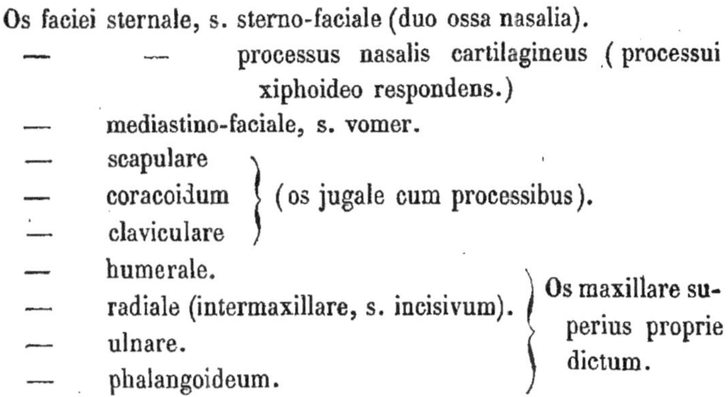

Os faciei sternale, s. sterno-faciale (duo ossa nasalia).
—   —   processus nasalis cartilagineus (processui xiphoideo respondens.)
— mediastino-faciale, s. vomer.
— scapulare
— coracoidum   } (os jugale cum processibus).
— claviculare
— humerale.
— radiale (intermaxillare, s. incisivum).
— ulnare.
— phalangoideum.

Os maxillare superius proprie dictum.

Pars faciei infima s. prima (extremitas cranii infima, s. extremitas vertebræ occipitalis), s. ossa abdominali-facialia. — Ossa, quæ ceu extremitas vertebræ occipitali, sive ceu extremitas infima ac prima toti cranio eodem modo respondent, atque annexa sunt, quo pelvis cum suis extremitatibus tanquam extremitas columnæ vertebrarum lumbalium atque ossis sacri abdominali, s. tanquam extremitas infima ac prima toti trunco spinali (maxilla inferior cum osse squamoso).

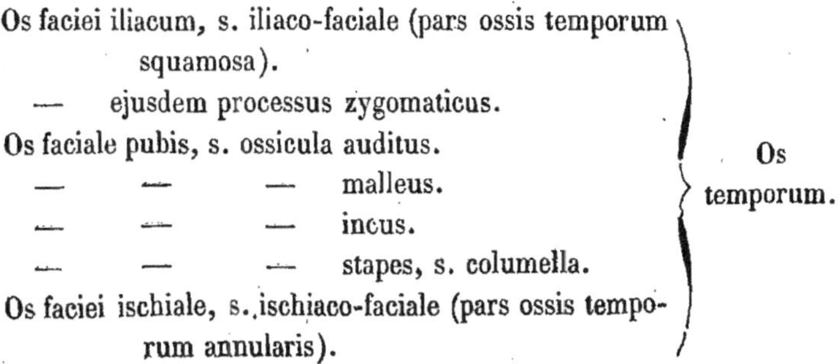

Os faciei iliacum, s. iliaco-faciale (pars ossis temporum squamosa).
— ejusdem processus zygomaticus.
Os faciale pubis, s. ossicula auditus.
—   —   —   malleus.
—   —   —   incus.
—   —   —   stapes, s. columella.
Os faciei ischiale, s. ischiaco-faciale (pars ossis temporum annularis).

Os temporum.

Os faciei femorale (processus condyloideus).
   —   tibiale (processus coronoideus).
   —   fibulare (adangulum maxillæ inferioris).
   —   tarsoideum (tuber juxta foramen maxillæ infe-
        rioris posterius).
   —   metatarsoideum (linea obliqua interna).
   —   phalangoideum (juga alveolaria).

         Maxilla inferior.

THÉORIE DE É. GEOFFROY SAINT-HILAIRE.

Parmi les défenseurs les plus valeureux de la philosophie anatomique, se place en première ligne É. Geoffroy Saint-Hilaire.

En 1809 [1], É. Geoffroy Saint-Hilaire recherche, dans ses *Leçons d'anatomie comparée*, le véritable sens qu'il convient d'attacher au mot *vertèbre*. Plus tard, en 1822, il regarde la vertèbre comme un segment osseux formé d'un noyau ou corps vertébral d'où partent deux arcs, un postérieur ou supérieur pour la protection du centre nerveux, et un second ou arc inférieur ou antérieur enveloppant les organes circulatoires.

Le noyau vertébral est appelé *cycléal*; l'arc postérieur se compose de plusieurs parties dénommées *périal* et *épial*, et correspondant de chaque côté de la ligne médiane aux lames vertébrales et aux apophyses épineuses. Quant à l'arc antérieur, les piliers qui le constituent prennent le nom de *paraal* et *cataal*. On peut donc représenter l'idéal de toute vertèbre par la figure suivante :

[1] Considérations générales sur la vertèbre. (Mémoires du Muséum, 1822, tom. IX. pag. 89.)—Consultez aussi du même auteur : Philosophie anatomique; Paris, 1818. — Des monstruosités humaines; Paris, 1822. — Annales des sciences naturelles, 1824. — Principes de philosophie zoologique...; Paris, 1830.

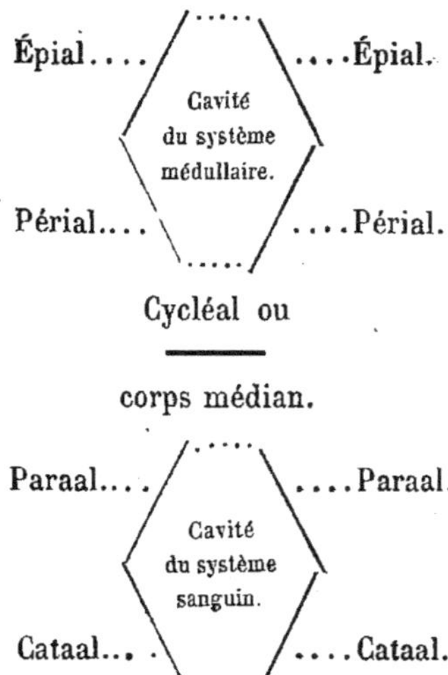

Dans toutes les vertèbres, les arcs antérieur et postérieur
au cycléal ne s'équilibrent pas par le volume, mais toujours
le développement d'un de ces arcs amène une sorte d'atrophie
dans le second. Nous aurons souvent à faire l'application de
cette loi de *balancement des organes*.

Quelquefois cependant on voit une tendance à cet équilibre
entre les deux arcs, et Geoffroy Saint-Hilaire avait cru en
trouver un exemple frappant dans les vertèbres abdominales
des pleuronectes. Voici, du reste, comment il s'exprime à ce
sujet [1] :

« Tous les matériaux d'une vertèbre se voient très-distinc-
tement dans ce tronçon (tronçon osseux ou segment de la
plie), en même temps qu'ils s'y présentent sous une forme
d'une régularité parfaite. C'est au point de faire craindre qu'il
ne soit rien de semblable dans la nature vivante. Le noyau de
cette vertèbre est si exactement dans le centre du système,

---

[1] Mémoires du Muséum, tom. IX, pag. 91.

et chaque partie s'en échappe par des rayons qui se correspondent d'une manière si merveilleuse, qu'on est tenté de ne
voir dans le dessin (qui accompagne le mémoire, pag. 115)
qui représente ces arrangements, que l'esquisse d'un type
idéal [1]. »

Partant de cette donnée, que toute vertèbre se compose
de neuf pièces primitives ou élémentaires, Geoffroy Saint-
Hilaire recherche quel pourra être le nombre des vertèbres céphaliques. Pour arriver à ce but, il divise le nombre total
des os 63, qui compose la tête des vertébrés, par 9, et obtient au quotient le chiffre 7. Il y aura donc sept vertèbres
crâniennes ou faciales.

Amené par ces recherches à considérer la tête comme composée de sept vertèbres, Geoffroy Saint-Hilaire assigne à ces
vertèbres pour cycléaux : le *basisphénal*, l'*otosphénal*, l'*hyposphénal*, l'*entosphénal*, l'*ethmosphénal*, le *rhinosphénal*
et le *protosphénal*, ou, en d'autres termes, les corps des sept
vertèbres sont :

[1] M. R. Owen fait la remarque suivante : « C'est une malheureuse inspiration que celle qui a fait choisir à Geoffroy Saint-Hilaire une vertèbre
de poisson, avec ses complications extrinsèques dermo-squelettiques,
pour le type parfait du segment primaire du squelette vertébral. Il fut encore plus malheureux en reproduisant la figure d'un spécimen où il manquait deux pièces, comme Cuvier le fit voir ensuite. On continue cependant
à représenter, dans quelques compilations d'anatomie comparée, la vertèbre caudale mutilée de la plie, dont Geoffroy s'était servi, comme le
type d'une vertèbre. Pour obtenir les épines dermales (pro-épial et pro-
cataal) des vertèbres caudales des poissons étendues verticalement,
Geoffroy eut recours à une division hypothétique longitudinale des épines
interneurales et interhæmales, qu'il représente comme simples dans sa
figure, et à un déplacement gratuit d'une des moitiés qu'il transporte du
côté au sommet de l'autre. » (R. Owen; Ostéologie comparée, 1855,
pag. 177.)

1° Le segment postérieur du basilaire ;

2° Le segment antérieur du basilaire ;

3° Le corps postérieur du sphénoïde ;

4° Le corps antérieur du sphénoïde ;

5° Le corps de l'ethmoïde ;

6° La lame ethmoïdale ;

7° Le cartilage du nez.

Voici, du reste, le tableau présenté à l'Académie royale de médecine le 4 mars 1824[1].

[1] Annales des sciences naturelles, tom, III, atlas I, pl. IX.

Conformation de la tête osseuse chez l'homme et les animaux [1].

1º VERTÈBRE labiale.	2º VERTÈBRE nasale.	3º VERTÈBRE oculaire.	4º VERTÈBRE cérébrale.	5º VERTÈBRE pour les lobes quadrijumeaux.	6º VERTÈBRE auriculaire.	7º VERTÈBRE cérébelleuse.
Adnasal ou inter-maxillaire.	Nasal ou os du nez.	Frontal ou coronal.	Ingrassial ou ailes d'Ingrassias.	Ptéréal ou grandes ailes du sphénoïde.	Pariétal ou pariétal.	Sur-occipital ou occipital supérieur.
Addental. Maxillaire, portion dentaire.	Lacrymal. Os unguis.	Palpébral. Cartilage tarse.	Jugal. Jugal.	Temporal. Temporal, partie écailleuse.	Rupéal. Rocher.	Ex-occipital. Occipital latéral.
Protosphénal.	Rhinosphénal. Lame ethmoïdale.	Ethmosphénal. Corps de l'ethmoïde.	Entosphénal. Corps antér. du sphénoïde.	Hyposphénal. Corps postér. du sphénoïde.	Otosphénal. Segm. antér. du basilaire.	Basisphénal. Segm. postér. du basilaire.
Protophysal. Cartilages du nez.	Rhinophysal. Cornet inférieur.	Ethmophysal. Cornet supérieur.	Adorbital. Maxillaire, portion orbitaire.	Serrial. Grosse partie du cadre du tympan.	Malléal. Marteau	Incéal. Enclume.
Voméral. Vomer	Palatal. Palatin.	Adgustal. Apophyse ptérygoïde externe.	Hérisséal. Ap. ptérygoïde interne.	Cotyléal.	Tympanal. 2e p. du cadre du tympan.	Stapéal. Étrier.

1 Tableau, à sa seconde construction, présenté à l'Académie royale de médecine le 4 mars 1824. (G. Saint-Hilaire.)

Après avoir ainsi établi la constitution osseuse de la tête , Geoffroy Saint-Hilaire se demande [1] : « Serait-ce, en effet, de sept vertèbres que l'appareil crânien serait définitivement composé ? Cette conclusion sera rigoureusement admissible, si toutes ces pièces sont partageables en ceintures distinctes, si elles sont rangées et superposées dans le même ordre qu'à la vertèbre, mais surtout si je viens.à découvrir un classement de sept noyaux posés bout à bout et formant un axe central.» C'est ce que l'auteur cherche à établir, en prenant surtout pour sujet d'étude la tête du crocodile. L'exemple, il faut l'avouer, est très-bien choisi : le crocodile possède un cerveau peu volumineux et qui n'est guère plus considérable que les masses médullaires ; de plus, dans ce reptile, la face a pris un allongement tel que la détermination de la valeur homologique des os est plus facile à établir. La persistance des sutures des diverses parties de la tête (dans la plupart des individus) doit simplifier encore les recherches. Cependant nous allons voir les obstacles sérieux que soulève la théorie des sept vertèbres, et nous conclurons au rejet de cette théorie comme étant inférieure à la plupart de celles émises avant et après Geoffroy Saint-Hilaire.

1° Si l'on admet que la vertèbre se compose de neuf pièces, on ne tient aucun compte des apophyses transverses, qui cependant se développent souvent d'un germe osseux distinct (tels sont les paroccipitaux, les mastoïdiens...). Ces os, dont le caractère apophyséal est si manifeste, deviennent alors forcément des paraaux ou des cataaux ; de là une première source d'erreurs qui est un obstacle à la vraie détermination des pièces vertébrales de la tête.

2° Parmi les os qui forment le squelette céphalique ,

1 Annales des sciences naturelles, tom. III, pag. 90.

Geoffroy Saint-Hilaire range les rupéaux ou rochers, les ethmophysaux ou cornets supérieurs, les rhinophysaux ou cornets inférieurs, etc. Cependant toutes ces parties osseuses n'entrent pas dans la composition de l'endosquelette. C'est encore là une source d'erreurs qui fait méconnaître la véritable nature de ces os.

3° La division du basilaire en deux portions, une postérieure ou *basisphénal*, une antérieure ou *otosphénal*, n'est pas naturelle et ne saurait être admise. L'hypothèse des sept noyaux posés bout à bout et formant un axe central n'est point d'accord avec les faits, comme nous le verrons plus loin à l'article du développement de la tête.

4° Geoffroy Saint-Hilaire ne rattache pas l'appareil hyoïdien aux vertèbres crâniennes, et cet appareil reproduit néanmoins un arc viscéral des mieux caractérisés. Ce que nous avançons ici sera démontré rigoureusement plus tard. (Voir au dernier chapitre l'article qui traite de la vertèbre pariétale.)

5° Enfin, la manière de déterminer les vertèbres crâniennes en divisant le nombre d'os 63 par le nombre des éléments d'une vertèbre 9, nous paraît être antiphilosophique et contraire aux faits. Une pareille conduite a lieu de nous étonner de la part d'un homme qui, comme Geoffroy Saint-Hilaire, a travaillé avec tant de persévérance a faire triompher les nouvelles doctrines.

Nous ne pouvons et nous ne devons même pas ici entrer dans les détails que nécessiterait une réfutation complète de la théorie de Geoffroy Saint-Hilaire ; on n'aura qu'à comparer les résultats auxquels arrive cet auteur avec ceux que nous donnerons nous-même à la fin de ce travail. Ce simple rapprochement suffira, nous l'espérons, pour lever tous les doutes et pour montrer combien les recherches actuelles ont modifié les vues à cet égard.

THÉORIE DE CARUS.

La théorie de Carus est sans contredit la plus nébuleuse et par suite la plus difficile à comprendre.

Les termes dont l'auteur se sert ne contribuènt pas peu à augmenter l'embarras du lecteur ; et, il faut l'avouer, les mots de *protovertèbre*, *deutovertèbre*, *tritovertèbre*, *vertèbre rayonnante, tritovertèbre parallèle, intervertèbre*,... ne font que jeter de la confusion dans la description.

Regardant la *sphère* comme la forme organique primaire, et cette sphère devant se changer en d'autres formes par les progrès de l'évolution, l'auteur arrive à poser les lois suivantes : Comme la sphère a pour condition l'indifférence qui a lieu dans toutes les directions entre les forces centrifuge et centripète, il résulte que [1] :

1° Par suite d'une *prédominance de l'expansion dans une seule ou dans plusieurs directions*, la sphère s'agrandit en dehors de sa forme et devient ovalaire ; elle-même se multiplie dans un ou plusieurs sens, etc.

2° Par suite d'une *prédominance de la contraction dans une ou plusieurs directions*, la surface de la sphère s'affaisse et s'aplatit dans un ou plusieurs sens ; en un mot, cette

---

[1] Carus ; Anatomie comparée. Paris, 1835, tom. III, pag. 18. (Traduction Jourdan.)

sphère se convertit en corps terminés par des lignes droites. (icosaèdre, dodécaèdre, hexaèdre....).

Partant de ces principes, que Carus développe tout au long en étudiant *mathématiquement* quelles sont les formes qui émanent directement de la forme sphérique primaire, l'auteur arrive à regarder la *sphère creuse* comme le *prototype* de tout développement de squelette et formule cette loi : *Nul degré supérieur d'évolution d'un organisme ne s'obtient que par la multiplication du type primaire de formation, répété toujours à des puissances différentes et de plus en plus élevées.*

Notre intention n'est point de suivre Carus dans les longs chapitres qu'il consacre à la *construction géométrique du squelette*, et à l'*application de cette construction géométrique aux formations squelettiques;* mais nous devons mentionner cependant les résultats auxquels il arrive [1] :

Sous le rapport du squelette, toutes les formations sont possibles, mais la manifestation du tableau pur de ses formes primaires légitimes ne l'est point.

La forme réelle ou naturelle du squelette est toujours plus complexe que celle absolument simple de la sphère squelettique primaire, et toujours plus simple que ne peut l'être cette même sphère parvenue à son dernier degré d'é-volution.

Pour comprendre facilement quelle sera la forme squelettique prédominante, 1° dans les animaux, 2° dans chaque partie du corps de ces animaux, il faut établir que :

1° La *protovertèbre*, enveloppant les viscères, appartient à la vie végétative et se retrouve par suite à son summum de développement dans les animaux inférieurs. La *deutovertèbre,*

---

[1] *Loc. cit.*, pag. 146 et 147.

se mettant en rapport avec le système nerveux et formant le névrosquelette, existe dans les animaux supérieurs ; aussi, plus la formation animale sera élevée, plus la formation de la deutovertèbre dominera dans le squelette. La *tritovertèbre*, devenant la charpente osseuse solide qui sert à la sustentation et au mouvement, sera en rapport avec la vie musculaire.

Ainsi, la *protovertèbre* correspond à la *vie végétative*, la *deutovertèbre* à la *vie nerveuse*, et la *tritovertèbre* à la *vie musculaire*.

2° Comme déduction des appréciations précédentes, on peut dire que [1] : « *Dans l'animal arrivé au maximum de développement, le tronc étant caractérisé essentiellement par la vie végétative, la tête par la vie sensitive, et les membres par la vie locomotive, le tronc doit l'être aussi par le développement des protovertèbres* (côtes), *la tête par celui des deutovertèbres* (vertèbres crâniennes), *et les membres par celui des tritovertèbres* (os des membres). »

Cette manière d'envisager la structure et la formation du squelette est d'accord avec les faits et sert beaucoup à l'interprétation philosophique de la structure du squelette.

Après ces quelques considérations, indispensables pour comprendre la théorie de Carus (considérations que nous avons abrégées le plus possible), nous devons aborder l'étude des vertèbres crâniennes.

Les masses ganglionnaires constituant l'encéphale sont au nombre de *trois*, d'après Carus ; elles doivent nécessairement déterminer le nombre des vertèbres crâniennes. « Or, dit Carus [2], nous avons trouvé trois masses cérébrales essentielles s'élevant à la manifestation du nombre six, qui appar-

---

[1] *Loc. cit.*, pag. 145.
[2] *Loc. cit.*, pag. 273.

tient en idée à chacun des six principaux segments du corps animal, tant par la répétition de cette triade en avant des trois masses cérébrales essentielles, que par une division intérieure de ces dernières elles-mêmes, dont la première se partage en trois, la deuxième en deux, tandis que la dernière reste simple. »

Cette répétition du nombre trois des masses cérébrales conduit à admettre trois vertèbres crâniennes et trois vertèbres faciales ; mais une circonstance dont il faut tenir compte, c'est la division intérieure de ces masses cérébrales qui entraîne une division correspondante dans les vertèbres. La première vertèbre se divisera en trois, la deuxième en deux, et la troisième restera simple. De là résulterait, entre les trois vertèbres crâniennes essentielles, l'interposition de trois nouvelles vertèbres, appelées *intervertèbres* pour les distinguer des premières. Ces trois intervertèbres présenteront, par suite, un rapport important avec les organes des sens, *l'oreille*, *l'œil* et *l'organe olfactif*.

En dressant un tableau de ces vertèbres et intervertèbres, nous trouverons par ordre :

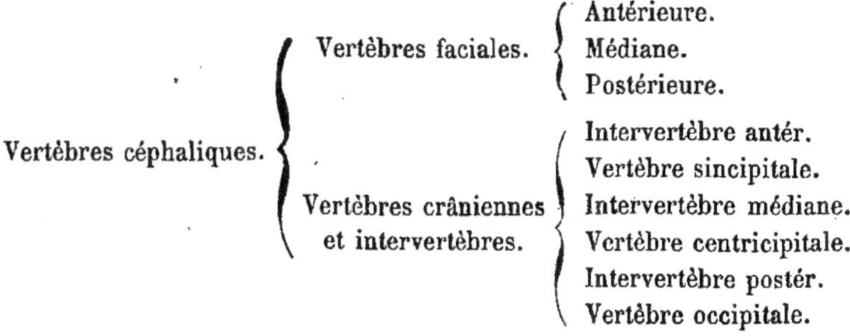

A raison même de l'antagonisme qui accompagne chaque formation organique [1], nous verrons que le développement

____

[1] Voyez ces lois d'antagonisme, *loc. cit.*, pag. 174 et suiv.

des vertèbres sera toujours en raison inverse de celui des intervertèbres. La masse cérébrale antérieure étant la plus développée, amènera un développement complet dans la vertèbre sincipitale, et, par suite, une sorte d'atrophie dans l'intervertèbre antérieure.

La même considération, mais en sens inverse, est applicable au développement de la vertèbre occipitale et de l'intervertèbre postérieure,

Admettant que la tête est due à la réunion de *six vertèbres*, de *trois intervertèbres* et d'*arcs protovertébraux*, Carus publie le tableau suivant, que nous transcrivons textuellement [1].

Nota. — Les tritovertèbres parallèles inférieures sont désignées par a, les lames basilaires ou portions de corps des deutovertèbres secondaires par b, et les lames tectrices ou portions épineuses de ces mêmes vertèbres par c; les divisions dans les portions tectrices et basilaires, supérieures et inférieures, le sont par α et 6.

Colonne deutovertébrale de la tête, ou *colonne vertebrale crânienne.*

Dénominations primaires.   Dénominations usuelles.

I. VERTÈBRE OCCIPITALE.

c. Lames tectrices.   Portions squameuses proprement dites.

b. Lames basilaires.   Portions de l'arc condyloïdien.

a. Corps ou tritovertèbre parallèle inférieure.   Portion basilaire.

de l'os occipital.

b'. Indice de tritovertèbre parallèle latérale.   Condyle.

[1] *Loc. cit.*, pag. 278 et 296.

I. PREMIÈRE INTERVERTÈBRE,

VERTÈBRE AUDITIVE.

1*. Segment postérieur de la première intervertèbre.
c. Lames tectrices.

Os interoccipital postérieur, ou point d'ossification postérieur supérieur à la portion squameuse de l'os occipital.

b. Lames basilaires.
α. Lames basilaires supérieures.

Portions mastoïdiennes de l'os temporal.

6. Lames basilaires inférieures.

Portion postérieure du rocher, qui contient les trois canaux demi-circulaires.

Elles ne se touchent pas l'une l'autre (si ce n'est chez quelques poissons), et manifestent, au contraire, la tendance à se diviser de nouveau en trois parties, qui en ont une aussi à se rouler en cercle.

Ces trois parties roulées sont entourées à l'extérieur d'une lame osseuse primordialement distincte, qui est commune aux lames basilaires du segment antérieur et du segment postérieur.

Enveloppe extérieure, ossifiée à part du rocher.

1**. Segment antérieur de la première intervertèbre.
c. Lames tectrices.

Os interoccipital antérieur, ou point d'ossification antérieur à la portion squameuse de l'os occipital.

b. Lames basilaires.
α. Lames basilaires supérieures.
β. Lames basilaires postérieures.

Portion squameuse des os temporaux.

Portion antérieure du rocher, où se forme le limaçon, avec les deux rampes.

Elles ne se touchent pas l'une l'autre, et manifestent la tendance à se rouler en spirale, avec indice de division en trois lames, qui embrassent deux canaux.
a. Corps qui, par cela même, n'arrive point non plus ici à se développer.

II. Vertèbre centricipitale.

c. Lames tectrices.
Os pariétaux.

b. Lames basilaires.
Grandes ailes ou ailes postérieures du sphénoïde.

a. Corps.
Portion postérieure du corps du sphénoïde.

2. Seconde intervertèbre, vertèbre optique.

c. Lames tectrices.
Os interpariétal (rarement développé).

b. Lames basilaires.
α. Lames basilaires supérieures.
6. Lames basilaires inférieures.
Points d'ossification médians du corps du sphénoïde, placés entre les antérieurs et les postérieurs.

a. Corps non développé.

III. Vertèbre sincipitale.

c. Lames tectrices.
Os frontaux.

b. Lames basilaires.
Petites ailes, ou ailes antérieures du sphénoïde.

a. Corps.
Portion antérieure du corps du sphénoïde.

3. Troisième intervertèbre, vertèbre olfactive.

c. Lames tectrices.
Os interfrontal (rarement développé).

b. Lames basilaires.
Les deux moitiés de la lame cribleuse.

a. Corps non développé.
En revanche, la lame mitoyenne de séparation, qui partage le canal des autres vertèbres céphaliques en deux canaux, est déjà indiquée ici par
L'apophyse crista galli.

IV. Quatrième vertèbre céphalique, ou première vertèbre faciale, vertèbre nasale.

c. Lames tectrices.
Os nasaux.

b. Lames basilaires.
Lames latérales ou papyracées de l'ethmoïde.

a. Corps.
Vomer.

d. Lames mitoyennes (parce qu'à partir de ce point le canal vertébral devient double.)
Lame perpendiculaire de l'ethmoïde.

V. Cinquième vertèbre céphalique , ou seconde vertèbre faciale, vertèbre maxillaire.

c. Lames tectrices.

Cartilages supérieurs du nez, quelquefois os nasaux antérieurs.
Cornets du nez.

b. Lames basilaires.
a. Corps non développé.
d. Lame mitoyenne.

Cloison cartilagineuse du nez.

VI. Sixième vertèbre céphalique , ou troisième vertèbre faciale , vertèbre intermaxillaire.

c. Lames tectrices.

Cartilages des ailes du nez , et chez quelques animaux os du boutoir.

b. Lames basilaires.
a. Corps non développé.
d. Lame mitoyenne.

Prolongement de la cloison cartilagineuse du nez en avant.

Arcs protovertébraux, ou *côtes de la tête.*

Dénominations primaires.

Dénominations usuelles.

I. Arcs protovertébraux de l'occiput, ou côtes occipitales.
(En général non développées.)

(L'arc osseux qui entoure le commencement de l'aorte chez quelques poissons , appartient ici.)

1. Première paire d'intercôtes, ou côtes de la vertèbre auditive.
(Elle se divise, comme la première intervertèbre, en segment postérieur et segment antérieur.)
a. Côte postérieure de la vertèbre auditive.
(Elle se divise quelquefois en portion tergale supérieure et portion tergale inférieure.)

Anneau du tympan , ou portion postérieure de l'os carré.

b. Côte antérieure de la vertèbre auditive.
(Elle se divise quelquefois en deux portions tergales, supérieure et inférieure, et deux sternales, supérieure et inférieure.)

Apophyse zygomatique de l'os temporal , ou portion antérieure de l'os carré.

II. Arcs protovertébraux du centriciput, ou côtes centricipitales.

Apophyses ptérygoïdes du sphénoïde , ou os palatins postérieurs (os omoïdes des oiseaux).

2. Seconde paire d'intercôtes, ou côtes de la vertèbre optique.
(Elle se divise également quelquefois en portions tergales et portions sternales.)

Os zygomatiques.

III. Arcs protovertébraux du sinciput, ou CÔTES SINCIPITALES. (Faiblement développés aussi, mais déjà sensiblement distincts.)

Crochets ptérygoïdiens du sphénoïde, ou os palatins moyens.

3. Troisième paire d'intercôtes, ou CÔTES DE LA VERTÈBRE OLFACTIVE.

Os lacrymaux.

IV. Arcs protovertébraux de la quatrième vertèbre céphalique, ou PREMIÈRE PAIRE DE CÔTES FACIALES. (Dans les animaux inférieurs, ils sont complètement clos par le bas, comme de vraies côtes.)

Os palatins antérieurs ou vrais.

V. Arcs protovertébraux de la cinquième vertèbre céphalique, ou SECONDE PAIRE DE CÔTES FACIALES. (Dans les animaux supérieurs, ils sont également toujours fermés par le bas, et de toutes les côtes céphaliques ce sont celles-là qui acquièrent le plus grand développement. Parfois aussi ils se divisent en portions tergales et sternales, supérieures et inférieures.)

Os maxillaires supérieurs.

VI. Arcs protovertébraux de la sixième vertèbre céphalique, ou TROISIÈME PAIRE DE CÔTES FACIALES. (Ils se ferment également par le bas, chez les animaux supérieurs, mais cependant prennent un plus faible développement que les précédents.)

Os intermaxillaires.

Nous terminerons ici l'exposé de la théorie de Carus.

Le cadre restreint de notre travail ne pouvait pas admettre de plus longs développements ; nous désirions seulement esquisser à grands traits cette théorie si connue et si décriée.

Au milieu de ces idées philosophiques, développées avec talent par l'auteur, mais que la raison condamne , se rencontrent les observations les plus riches et les plus précieuses. L'étude du squelette de la tête, dans les animaux vertébrés, a fourni à Carus l'occasion de présenter des considérations de la plus haute importance. Il est vraiment malheureux pour la science que toute cette théorie des vertèbres et intervertèbres, reposant sur des idées spéculatives, ait entraîné Carus dans des exagérations condamnables. C'est le cas de dire que si la théorie vertébrale du crâne a eu des adversaires injustes, elle a eu aussi des défenseurs compromettants.

THÉORIE D'OWEN.

L'ouvrage le plus complet et le plus riche en observations que possède la science sur les homologies du squelette vertébré est, sans contredit, celui de M. le professeur R. Owen.

Nous devons ici exposer seulement la théorie des vertèbres crâniennes, et laisser de côté les chapitres si intéressants sur l'homologie spéciale, sur les membres, etc.

M. Owen appelle vertèbre : « un de ces segments de l'endosquelette qui constituent l'axe du corps et les canaux protecteurs des troncs nerveux et vasculaires; un tel segment peut aussi supporter des appendices divergents [1]. »

Une vertèbre, dans son type complet, se compose : d'un corps ou *centrum*, qui sert d'axe et de point de départ à deux anneaux, un postérieur ou *neural*, et un antérieur ou *hœmatal*; le premier est destiné à la protection du centre nerveux, le second à celle des troncs vasculaires.

L'arc neural est dû à la réunion des *neurapophyses* ou lames vertébrales avec la *neurépine* ou apophyse épineuse. L'arc hœmatal, de même, résultera de la juxtaposition des *pleurapophyses* ou côtes vertébrales avec les *hœmapophyses*

---

[1] R. Owen; Principes d'ostéologie comparée, ou recherches sur l'archétype et les homologies du squelette vertébré. Paris, 1855, pag. 172.

ou partie sternale des côtes, et l'*hœmépine* ou partie correspondante du sternum.

Le centrum porte, sur ses parties latérales, des *parapophyses* ou apophyses transverses, et des *zygapophyses* ou apophyses articulaires.

Indépendamment de ces éléments, une vertèbre peut posséder encore, surtout dans la région cervicale, des *diapophyses* ou apophyses transverses supérieures (ou postérieures). Les parapophyses et les diapophyses formeraient de chaque côté un canal comprenant un vaisseau et souvent aussi un nerf.

Ainsi envisagée, la vertèbre typique idéale pourrait se représenter par la figure suivante [1] :

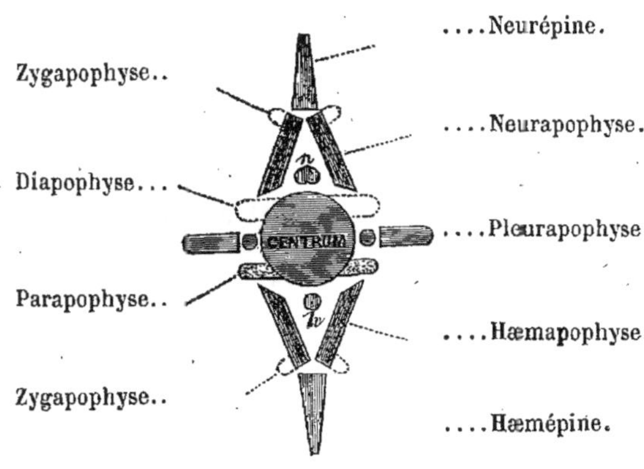

Les raisons qui ont poussé M. Owen à proposer une nouvelle nomenclature, soit pour la détermination des os du squelette humain et des animaux, soit pour la détermination des éléments de la vertèbre, ces raisons, disons-nous, sont trop bien fondées pour que nous n'applaudissions pas à cette réforme importante. Nous ferons donc usage de cette nou-

[1] R. Owen, *loc. cit.*, pl. VI, fig. 2.

velle nomenclature, en nous réservant toutefois quelques légères restrictions dont nous parlerons plus tard.

M. le professeur Owen se demande [1] si, sans faire violence à l'arrangement et à la distribution des os de la tête, on ne peut pas ramener cette partie du squelette à la disposition segmentaire et ces segments au type vertébral. Il regarde le crâne comme composé de quatre vertèbres, qui ont pour :

Centrums.	Basilaire. Basisphénoïde. Présphénoïde. Vomer.
Arcs neuraux.	Arc épencéphalique. Arc mésencéphalique. Arc prosencéphalique. Arc rhinencéphalique.
Arcs hæmataux.	Arc hæmoccipital ou scapulaire. Arc hæmopariétal ou hyoïdien. Arc hæmofrontal ou mandibulaire. Arc hæmonasal ou maxillaire.

Les arcs hæmataux peuvent supporter des appendices divergents que nous apprendrons à connaître plus tard.

Dans la composition de ces quatre vertèbres, *occipitale*, *pariétale*, *frontale*, *nasale*, se rangent tous les os de la tête faisant partie de l'endosquelette ; mais on rejette les os du splanchnosquelette, tels que le pétrosal, le sclérotal, le turbinal, les dents ; et ceux du dermo-squelette, tels que les lacrymaux, les surtemporaux, les suborbitaux, les susorbitaux, les labiaux. Ces diverses pièces osseuses ne prennent aucune part dans la formation des vertèbres crâniennes.

L'auteur étudie les quatre segments osseux de la tête dans

[1] R. Owen, *loc. cit.*, pag. 228.

les poissons, les reptiles, les oiseaux,. les mammifères et l'homme. Il recherche avec soin les modifications subies par les os pour s'adapter à leur nouvelle fonction, et il assigne ainsi à chaque partie osseuse sa *signification*.

1° *Vertèbre occipitale*. — L'occipital n'est pas un os simple, mais il est constitué primitivement par plusieurs germes osseux; ces derniers doivent bientôt, ou se réunir (dans l'homme et les mammifères), ou garder leur individualité (dans les poissons). Ainsi considéré dans les vertébrés inférieurs, l'occipital se compose d'une partie inférieure ou *basilaire*, de deux parties externes reliées au basilaire et qui constituent les *exoccipitaux* ou occipitaux externes; la partie supérieure de l'occipital prend le nom d'occipital supérieur ou *suroccipital*. Ces divers éléments, par leur arrangement et leurs rapports, retracent fidèlement l'image d'un centrum, de neurapophyses et d'une neurépine. Pour compléter la ressemblance avec une vertèbre, on trouve deux parties osseuses, les occipitaux latéraux ou *paroccipitaux*, qui, enclavées entre le suroccipital et les exoccipitaux, sont de véritables parapophyses.

En suivant les transformations que ces os subissent pour s'adapter au développement plus considérable de l'encéphale dans les divers ordres de vertébrés, on reconnaît facilement, même chez l'homme, les portions d'occipital qui correspondent aux pièces séparées de l'occipital du poisson.

La détermination de l'arc hæmatal est moins facile que celle de l'arc neural; mais l'ostéologie des poissons fournit, au dire de l'auteur, de précieux renseignements.

M. le professeur Owen, observant que l'arc scapulaire chez les poissons s'attache au paroccipital ou parapophyse occipitale, est, par cela même, amené à considérer cet arc avec ses appendices comme étant l'arc hæmo-occipital. L'homologie spéciale démontre la relation exacte des os qui constituent l'arc scapulo-coracoïdien et son appendice dans tous les vertébrés; si cet arc hæmo-occipital se trouve séparé de son segment naturel chez les vertébrés autres que les poissons, cela tient à ce qu'il a été déplacé dans un but spécial; c'est ce qui a fait dire à l'auteur [1] : « On voit donc, conformément à un principe général, que, tandis que l'animal vertébré inférieur se rapproche davantage de l'archétype par l'articulation naturelle de l'arc scapulo-coracoïdien avec l'occiput, les vertébrés supérieurs montrent l'influence supérieure de la puissance antagoniste de modification adaptive dans la circonstance que cet arc est enlevé à son propre segment. »

L'homologie générale du membre pectoral, établie par M. Owen, nous paraît inadmissible par les raisons suivantes :

1º L'embryologie et l'examen des squelettes adultes nous montrent de la manière la plus frappante que l'arc hæmatal de la vertèbre occipitale tire son origine de la troisième lame viscérale, et que cet arc n'est autre chose que les cornes thyroïdiennes et une partie du corps de l'hyoïde. (Voyez chap. V et VI.)

2º Le membre thoracique ne peut pas être un seul appendice appartenant à une seule vertèbre. Le nombre et l'origine des nerfs, ainsi que le mode de développement des membres en général, nous font pressentir que la nageoire pectorale, ou son homologue dans les autres vertébrés, résulte de la fusion de plusieurs appendices appartenant chacun à un segment différent.

3º La position du membre thoracique à tous les âges de la vie indique sa véritable relation avec une autre région que la région céphalique.

---

[1] R. Owen, *loc. cit.*, pag. 252.

4º Les poissons seuls nous offrent un arc scapulaire articulé au crâne, tandis que dans les reptiles, mammifères et oiseaux, le déplacement de cet arc peut mesurer l'étendue de 7,15, 20, 25 vertèbres et même davantage. Il faudrait donc admettre dans ce cas que l'exception fait la règle générale.

5º Il est curieux que M. Owen dise à la page 231 : « De plus, puisque dans la plus basse classe des vertébrés (poissons), le caractère végétatif de .la répétition des formes, des proportions et de la composition dans les segments successifs du squelette prévaut, on peut en conclure que cet arc hæmatal offre, par son articulation à l'arc neural (occipital), la position normale. » Et plus loin, à la page 379, à propos de l'homologie des nageoires ventrales : « Les mammifères, les oiseaux et les reptiles montrent la règle dans ce type, les poissons forment l'exception. » Ainsi donc, quand il s'agit de l'arc scapulaire, les poissons, se rapprochant davantage de l'archétype, donnent la règle générale, et les autres vertébrés l'exception ; tandis que dans le .cas de l'arc pelvien c'est l'inverse qui a lieu.

6º Enfin, la manière dont apparaissent et se développent les membres pectoraux nous démontre combien il est faux de regarder ces membres comme un arc hæmo-occipital.

II. *Vertèbre pariétale.* — Le second segment osseux crânien peut être facilement séparé dans les mammifères. Dans les vertébrés ovipares, le centrum de cette seconde vertèbre se trouve soudé à celui de la troisième.

Les divers éléments de la vertèbre pariétale se trouvent aisément dans tous les animaux. Si l'on désarticule le basisphénoïde d'avec le présphénoïde et qu'on cherche à entraîner le segment correspondant, on voit le pariétal, l'alisphénoïde

(grande aile du sphénoïde), le mastoïde et le basisphénoïde
(partie postérieure du sphénoïde) se détacher du reste du
crâne et former le centrum et l'arc neural d'une vertèbre.
Inférieurement l'arc stylo-hyoïdien, dans ses rapports intimes
avec le mastoïde, constitue l'arc hæmatal.

La vertèbre pariétale se compose donc :

D'un centrum..... ou basisphénoïde.
De neuraphophyses. ou alisphénoïdes.
D'une neurépine... ou frontal.
De parapophyses... ou mastoïdes.
De pleurapophyses.. ou stylohyaux.
D'hæmapophyses... ou cératobyaux.
D'une hæmépine... ou basihyal.
D'un appendice.... ou thyrohyaux.

Ces divers éléments sont plus ou moins compliqués suivant les animaux : ainsi, dans les poissons, si on considère
la moitié postérieure de l'épitympanique comme la première
pièce de l'arc hæmo-pariétal, alors la pleurapophyse de cet
arc consistera en deux pièces, l'épitympanique et le stylohyal ;
l'épihyal et le cératohyal formeront l'hæmapophyse ; le basihyal, le glossohyal et l'urohyal constitueront une hæmépine
subdivisée de cet arc renversé. Dans les vertébrés aériens, les
éléments de l'arc stylo-hyoïdien sont plus restreints et en
quelque sorte atrophiés, puisqu'ils n'ont plus à soutenir les
rayons branchiostèges.

3° *Vertèbre frontale.* — Le troisième segment osseux
prend le nom de vertèbre frontale.

Le présphénoïde (partie antérieure du corps du sphénoïde)
ou centrum de la vertèbre est soudé au basisphénoïde dans
les vertébrés ovipares, distinct dans les mammifères et le
fœtus humain. Ce centrum supporte les neurapophyses ou

orbitosphénoïdes (petites ailes du sphénoïde); celles-ci varient quant à leur volume, dans les différents ordres des vertébrés, mais leur principal caractère, qui est de protéger les côtés du prosencéphale et de transmettre le nerf optique, n'est jamais altéré par le changement de forme et de volume.

La neurépine, double ou simple, constituée par le frontal, complète l'arc neural. Son grand développement est nécessité par la double fonction de cet os: protéger à la fois le prosencéphale et les organes de la vision.

De ses parties latérales, le frontal projette deux apophyses connues en anthropotomie sous le nom d'orbitaire externe, et que nous désignerons dans la série animale sous celui de postfrontal. Ce saillies osseuses, qui gardent leur indépendance dans les poissons et les reptiles, sont les parapophyses de la vertèbre frontale.

L'arc hæmatal présente des différences très-notables dans les diverses classes des vertébrés.

Dans les poissons, l'arc hæmatal est formé par une série d'os qui, s'articulant avec le postfrontal, descend jusqu'au maxillaire inférieur, dernière pièce de l'arc. Cette série d'os comprend les pièces multiples du tympan (épitympanique, mésotympanique, prétympanique, hypotympanique); et représente une pleurapophyse divisée. La mandibule elle-même, composée de trois os (articulaire, angulaire, dentaire), n'est autre qu'une hæmapophyse divisée, ou même une hæmapophyse et une hæmépine à la fois. Cet arc hæmatal ainsi formé, suspendu à la parapophyse de son propre segment, soutient un appendice multi-articulé (os de l'opercule).

Dans les autres animaux, l'arc inférieur du segment frontal présente une disposition vertébrale moins accusée; mais l'homologie spéciale nous indique la route qu'il faut suivre.

Les pièces osseuses du tympan se soudent et diminuent

de volume depuis les reptiles jusqu'à l'homme ; chez ce dernier, elles sont réduites à un seul os, le tympanique, qui abandonne son caractère pleurapophyséal pour se borner à soutenir la membrane du tympan. Dans les mammifères et l'espèce humaine, le tympanal se trouve séparé du maxillaire inférieur par le squamosal, qui usurpe ainsi la double fonction de protéger l'encéphale et de s'articuler avec le maxillaire inférieur. Le squamosal n'appartient pas cependant à la vertèbre frontale et n'est qu'une partie de l'appendice divergent de l'arc hæmo-nasal.

4° *Vertèbre nasale.* — La partie de ce segment qui termine la tête en avant doit exercer une certaine influence sur la disposition et la forme des éléments qui le constituent.

Le vomer ou centrum, arrondi et allongé chez beaucoup d'animaux, s'aplatit chez l'homme au point de ne présenter qu'une lame verticale bifide en arrière pour s'articuler avec l'os sphénoïde. La variété de forme ne saurait lui faire perdre son caractère vertébral, puisqu'on retrouve une modification aussi prononcée dans les vertèbres coccygiennes des oiseaux. Le vomer se met en rapport de chaque côté avec les préfrontaux ou neurapophyses, et termine en avant la série des corps vertébraux.

Les préfrontaux, si différents chez les animaux, sont doubles ou simples, mais ne perdent point leur caractère de neurapophyses (qui est de protéger les nerfs de l'olfaction).

L'os nasal, simple ou double, reproduit fidèlement une neurépine malgré la différence de son volume comparé à celui des neurépines frontale, pariétale et occipitale ; cette différence, très-considérable chez l'homme, tient au développement de l'encéphale.

L'arc hæmatal de la vertèbre nasale commence par le

palatin et se continue par le maxillaire supérieur et le prémaxillaire. Le palatin est le pilier qui rattache l'arc hæmatal
au centrum ; il existe dans tous les vertébrés, où son homologie
a été reconnue par les naturalistes. Le palatin est donc une
pleurapophyse. La seconde pièce de l'arc inférieur ou maxillaire supérieur présente un volume variable suivant les animaux ; il donne attache à l'appendice divergent. Ce dernier,
formé du malaire, des apophyses ptérygoïdes et du squamosal, prend dans quelques cas un accroissement nécessité
par le développement même du cerveau. (*Voyez* l'homologie
spéciale du squamosal). Enfin l'arc hæmo-nasal est complété
par l'hæmépine ou os prémaxillaire. Cet os, visible dans tous
les animaux, cesse de l'être chez l'homme à cause de sa
coalescence avec les maxillaires supérieurs.

THÉORIE DE GOODSIR.

Le *Nouveau journal philosophique d'Édimbourg* a publié, en janvier 1857, un long mémoire de M. le professeur Goodsir ayant pour titre : *De la constitution morphologique du squelette de la tête des vertébrés* [1].

Dès le début, le professeur anglais assure que toutes les fois qu'on a voulu transporter dans le langage de la morphologie des termes ayant un sens technique dans une autre branche de la science, il en est résulté des erreurs. Pour obvier à ce grave inconvénient, M. Goodsir propose une nouvelle nomenclature qu'il est indispensable de faire connaître avant d'entrer en matière.

Le corps d'un annelé ou d'un vertébré se compose d'une série de segments. Un de ces segments, pourvu de ses appendices divergents, portera le nom de *somatome* (σῶμα, τέμνω); un *syssomatome* (σύν, σῶμα, τέμνω) sera la réunion de plusieurs somatomes. Ainsi, un crustacé typique présente un syssomatome céphalique, thoracique et caudal, et chacun de ces syssomatomes se compose de sept somatomes, vingt et un en tout. Un animal segmenté, annelé ou vertébré, pourra donc être désigné par le mot *entomosome* [2] (ἔντομος, σῶμα).

---

[1] *Edinburgh new philosophical Journal*, new series, vol. V, jan. 1857. — *The morphological constitution of the skeleton of the vertebrate head, by Professor Goodsir.*

[2] Remarquant que l'animal annelé se meut sur la surface qui, durant

Les fentes ou ouvertures situées entre deux somatomes s'appelleront fentes *métasomatomiques*. Ces fentes méta-somatomiques seront neurales ou hæmatales suivant leur position.

La charpente d'un entomosome se nommera *sclérome*; et un segment du sclérome, *sclérotome* (σκληρός, τέμνω). Le terme *sysclérotome* indiquera une réunion de sclérotomes. «Faisant usage, dit M. Goodsir[1], de ces termes, le sclérome d'un crustacé typique se compose de vingt et un sclérotomes groupés en trois sysclérotomes. Le sclérome d'un mammifère résulte d'un nombre de sclérotomes groupés en sysclérotomes céphalique, cervical, thoracique, caudal. »

Le professeur anglais emploie des termes analogues pour les divers systèmes de l'économie : pour le système musculaire, *myome, myotome, symmyotome*; pour le système nerveux, *neurome, neurotome, syneurotome*; pour le système vasculaire, *hæmome, hæmatome, synhæmatome*; pour le système digestif, *peptome, peptatome, sympeptatome*, etc.

Notre intention n'est pas d'analyser d'un bout à l'autre le mémoire de M. Goodsir ; nous nous contenterons d'examiner

le développement, est située loin de la masse vitelline, M. Goodsir appelle cet animal du nom de *neuropode* (νεῦρον, πούς). Le vertébré, au contraire, se meut sur la surface qui est appliquée contre cette masse vitelline et mérite le nom d'*hæmapode* (αἷμα, πούς).

[1] « For the entire framework of an entomosome, whether it be fibrous, cartilaginous, or osseous, I employ the term *sclerome* (σκληρός with the termination of completness). To a segment of the sclerome I apply the designation *sclerotome* (σκληρός, τέμνω). An aggregate of more or less modified sclerotomes, I name a *syssclerotome* (σύν). Making use of my former illustration, the sclerome of a typical crustacean consists of twenty-one sclerotomes grouped in three sysclerotomes. Again, the sclerome of a mammal consists of a number of sclerotomes, grouped into the cephalic, cervical, thoracic, lumbar, sacral, and caudal sysclerotomes. » (*Loc. cit.*, pag. 122.)

avec soin ce qui a rapport à la détermination et à la description des sclérotomes crâniens. Néanmoins, nous ne pouvons passer outre sans parler des lames actinales et des actinapophyses.

D'après le professeur anglais, du côté droit et gauche du système profond ou central des lames fibreuses (enveloppe de la notocorde) partent des lames fibreuses qui s'étendent entre les myotomes et se réunissent en feuillet fibreux profond du tégument. Dans ces lames métamyotomiques se développent les os appelés habituellement côtes additionnelles, côtes supérieures, épines épipleurales, appendices divergents. Ces lames recevant le nom de *lames actinales*, le terme *actinapophyse* désignera les os qui ont pris naissance dans ces lames. D'après leurs caractères histologiques aussi bien que téléologiques, ces parties constituent des éléments du sclérome et les lames actinales peuvent être regardées comme une lame scléreuse dermale complétant ainsi la portion fibreuse du sclérome. Les actinapophyses sont neurales (*neuractinapophyses*) ou hæmatales (*hæmactinapophyses*) suivant leurs attaches. M. Goodsir range parmi les actinapophyses les rayons osseux développés dans les lames métamyotomiques des poissons, la double série de rayons branchiostégaux, les lames ou stylets cartilagineux ou demi-ossifiés qui supportent la membrane respiratoire des poissons, les os inter-épineux et les rayons des nageoires.

Dans la tête, les neuractinapophyses constituent ce qu'on appelle les os muco-dermaux et les capsules des sens (organes fibreux, cartilagineux, osseux du nez, de l'oreille, de l'œil [1]), les osselets attachés aux postfrontaux, mastoïdes et occipitaux externes des poissons.

---

[1] Nous avons déjà discuté cette question relative au splanchnosque-

Les actinapophyses, dans leur développement le plus complexe et le plus important à la fois, forment la charpente des membres.

Contrairement à l'opinion généralement admise par les anatomistes allemands, français et anglais, M. Goodsir pense que la tête n'est pas formée d'un même nombre de sclérotomes dans tous les animaux vertébrés. La tête des poissons (à l'exception des cyclostomes), celle des amphibies, des reptiles (les crocodiles exceptés), des oiseaux, est due à la réunion de six sclérotomes. On compte sept segments vertébraux dans l'extrémité céphalique des crocodiles et des mammifères (à l'exception toutefois des proboscidiens).

En les énumérant d'avant en arrière, on peut désigner ces sclérotomes sous les noms de :

1. Rhinal ; — 2. Vomérin ; — 3. Ethmoïdal ; — 4. Présphénoïdal ; — 5. Postsphénoïdal ; — 6. Temporal ; — 7. Occipital.

Remarquons tout d'abord qu'il eût été plus simple de classer les sclérotomes en commençant par le segment occipital qui se retrouve dans tous les animaux ; par ce moyen, on ne se serait pas exposé à désigner le même sclérotome dans les vertébrés par un numéro d'ordre différent ; car autrement le segment ethmoïdal, qui est le troisième dans les mammifères, correspond au segment ethmoïdal, qui est le deuxième dans les oiseaux, les poissons.....

Passons rapidement en revue les divers sclérotomes de la tête.

1. *Sclérotome rhinal.* — Ce sclérotome, qui n'existe que

lette dans un de nos précédents chapitres ; nous ne reviendrons pas sur ce sujet.

dans certains mammifères et dans les crocodiles, est fibreux, cartilagineux et catacentrique [1]. Les divers éléments constitutifs sont :

Centrum. — Partie antérieure de la cloison nasale.

Éléments neuraux. — Cartilage supérieur ou triangulaire du nez.

Hœmapophyses. — Les deux cartilages de l'aile du nez.

Actinapophyses. — Les cartilages sésamoïdes ou pièces cartilagineuses attachées aux cartilages des ailes du nez.

Dans les crocodiles, ce sclérotome, de même que chez les mammifères, est traversé par les fosses nasales, avec cette différence néanmoins que les pièces qui le constituent sont beaucoup plus incomplètes.

Observations. — Plusieurs raisons nous forcent à rejeter ce sclérotome ainsi décrit.

Les parties constituantes du sclérotome rhinal ne se rencontrent que dans quelques vertébrés, où elles deviennent des organes de perfectionnement pour la fonction du sens olfactif. Ces parties, par cela même, ne peuvent pas être regardées comme appartenant à l'endosquelette et leur constitution, de même que leurs connexions, doivent les faire exclure de la liste des vertèbres. Les cartilages de l'aile du nez et le cartilage triangulaire sont, par rapport au sens de l'olfaction, ce que les lèvres, les paupières, le pavillon de l'oreille sont par rapport aux sens de la gustation, de la vision, de l'audition. Raisonnablement peut-on admettre que ces organes appartiennent au système vertébral ? L'ensemble de leurs caractères ne nous montre-t-il pas leur véritable nature ?

---

[1] M. Goodsir appelle *catacentrique* cette forme de sclérotome dans laquelle le centrum se dirige de haut en bas ; habituellement le centrum s'étend d'un côté à l'autre et il est dit *diacentrique.*

Quelles connexions les éléments neuraux du sclérotome rhinal présentent-ils avec les centres nerveux ? Et si ces connexions n'existent pas pourquoi ne pas dire, comme pour le sclérotome vomérin, que les neurapophyses manquent par suite de l'absence des centres nerveux ? Du reste, le centrum lui-même de ce segment rhinal n'est guère admissible, et je n'en veux pour preuve que les propres paroles de M. le professeur Goodsir.[1] : « La cloison cartilagineuse nasale est conséquemment une masse continue de cartilage ; mais, malgré cela, on peut rapporter cette masse à trois sclérotomes : sa portion supérieure complète le centrum du sclérotome ethmoïdal ; sa partie inférieure, celui du vomérin ; sa partie antérieure, celui du rhinal. » Si la cloison cartilagineuse était ainsi divisée en trois portions, à une période quelconque de la vie intra ou extra-utérine ; si même cette tridivision existait dans certains animaux, il serait peut-être permis de regarder cette masse cartilagineuse comme appartenant à trois sclérotomes ; mais il n'en est rien, et cette hypothèse de la division de la cloison nasale, détruite par l'observation, doit être complètement rejetée.

Dans les crocodiles, le sclérotome rhinal se compose, non plus de cartilages, mais d'un simple capuchon fibro-musculaire de chaque côté. Est-ce là une vertèbre ?

2º *Sclérotome vomérin.* — Dans les mammifères, le sclérotome vomérin est un parfait sclérotome catacentrique ; les diverses pièces qui par leur réunion donnent naissance à ce segment sont réparties de la manière suivante :

Centrum.—Vomer avec la portion correspondante de la la cloison cartilagineuse nasale.

---

[1] *Loc. cit.*, pag. 137.

Méta-neurapophyse[1].—Os nasaux.

Neurapophyses[2].— N'existent pas par suite de l'absence du centre nerveux.

Arc hæmatal.—Os intermaxillaires.

Hæmactinapophyse. — Forte barre cartilagineuse (chez les ruminants) s'attachant à la face interne de l'apophyse montante de l'intermaxillaire et complétant la partie antérieure du turbinal inférieur.

Se basant sur les rapports que le vomer présente avec les intermaxillaires, M. le professeur Goodsir rejette la détermination des anatomistes modernes à propos du vomer dans les crocodiles, les lacertiens, les oiseaux et les poissons. Nous reviendrons plus tard sur ces questions d'homologie spéciale, quand nous nous occuperons de la vertèbre nasale.

3° *Sclérotome ethmoïdal.* — Le sclérotome ethmoïdal varie singulièrement dans son aspect suivant les classes d'animaux. Les divers éléments qui entrent dans sa constitution sont des pièces osseuses ou cartilagineuses dont l'homologie spéciale a particulièrement attiré l'attention du savant professeur anglais. Une discussion sur un tel sujet ne saurait prendre place ici ; je me contenterai simplement d'indiquer pour chaque os le rôle que M. Goodsir leur fait jouer dans la formation du sclérotome ethmoïdal.

Centrum. — Lame perpendiculaire de l'ethmoïde.

Neurapophyses. — Masses latérales de l'ethmoïde.

Méta-neurapophyse. — Frontal.

---

[1] M. le professeur Goodsir donne le nom de *méta-neurapophyse* à l'élément appelé *neurépine* par M. R. Owen.

[2] Le centre nerveux n'existe pas davantage dans le sclérotome rhinal et cependant M. Goodsir décrit des éléments neuraux dans cette derniere partie.

Arc hœmatal. — Maxillaire supérieur.

Actinapophyses. — Lacrymal, cornet inférieur, malaire, paupières.

4° *Sclérotome présphénoïdal.* — Le sclérotome présphénoïdal, chez l'homme et les mammifères, se présente à nous
comme étant formé :

D'un *centrum.*—Corps du sphénoïde antérieur.

De *neurapophyses.*—Petites ailes du sphénoïde ou orbitosphénoïdes.

D'un *arc hœmatal.*—Os de Bertin (ou leurs représentants
dans les autres mammifères) et les palatins.

D'*actinapophyses.* — Apophyses ptérygoïdes.

La méta–neurapophyse manque dans les mammifères,
tandis que dans les poissons elle est représentée par le
frontal. M. le professeur Goodsir se trouve alors forcé de méconnaître la véritable homologie spéciale du frontal du poisson, et il regarde cet os comme un sphénoïdo-frontal.

M. Goodsir discute ensuite l'homologie spéciale de certaines
pièces osseuses : c'est ainsi que l'os appelé habituellement
ethmoïde dans l'oiseau devient un présphénoïde ; l'os en
cuiller de Cuvier ou turbinal inférieur, une portion de
l'ethmoïde. L'auteur anglais applique le terme d'ento-ptéry-
goïde à l'os désigné usuellement comme vomer dans l'oiseau,
à la partie postérieure du vomer des chéloniens, à la pièce
osseuse correspondante chez les crocodiles, aux palatins des
ophidiens, lacertiens et batraciens, aux cornets de Bertin
chez l'homme, et aux os correspondants dans les autres mammifères.

5° *Sclérotomes postsphénoïdal, temporal, occipital.*

10

a. Le sclérotome *postsphénoïdal* est assez facile à déterminer. On y retrouve :

Un *centrum.*—Basisphénoïde.

Une *double paire de neurapophyses* $\begin{cases} \text{postfrontaux.} \\ \text{grandes ailes sphé-} \\ \quad \text{noïdales.} \end{cases}$

Méta-neurapophyse. — Absente.

Ce sclérotome, ainsi défini dans sa partie neurale, se rencontre dans le poisson, l'oiseau, le crocodile, le chélonien, etc.; mais, dans l'homme et les mammifères, M. Goodsir fait remarquer qu'il n'existe qu'une paire de neurapophyses, par suite de l'absence des postfrontaux ; et, par une singulière exception que nous ne saurions admettre, le professeur anglais rapporte au sclérotome postsphénoïdal les os pariétaux, qui deviennent une méta-neurapophyse. Voilà donc un os (le pariétal ou les pariétaux quand ils sont doubles) qui, dans les vertébrés inférieurs, appartiendrait au sclérotome temporal, et qui, dans les mammifères et l'homme, représentèrait un élément du sclérotome postsphénoïdal! Cependant les homologies spéciale et générale de cet os sont faciles à établir dans tous les vertébrés. Si M. Goodsir est arrivé à une conclusion aussi invraisemblable, il faut en accuser l'hypothèse émise par cet éminent professeur au sujet de la vertèbre temporale; nous allons prouver en effet que le sclérotome temporal ne peut pas exister et que l'observation ne laisse aucun doute à cet égard.

b. Sclérotome temporal. — Si l'on cherche à rallier les éléments osseux qui, par leur juxtaposition, peuvent former un sclérotome temporal, on trouve d'après l'opinion de M. Goodsir :

Centrum. — Douteux.

Double paire de neurapophyses. — Pétrosaux et mastoïdes.

Méta-neurapophyse. — Pariétal.

Observations. —Examinons en détail comment ce sclérotome est constitué dans tous les vertébrés. Tout d'abord, le
centrum est-il constant , ou tout au moins apparaît-il clairement dans quelque classe, dans quelque ordre d'animaux ?
Non, le centrum temporal ne se retrouve jamais comme véritable élément de ce sclérotome ; c'est ce que prouvent les
propres recherches de M. Goodsir. Ces recherches nous apprennent en effet que :

Dans les *oiseaux,* « l'arc temporal ne possède pas de
centrum », pag. 170.

Dans les *crocodiles,* « le centrum temporal n'est pas développé», pag. 170.

Dans les *chéloniens,* « le centrum temporal n'est pas développé », pag. 171.

Dans les *ophidiens,* « le centrum temporal a disparu derrière le basisphénoïde », pag. 171.

Dans les *lacertiens,* « arc temporal sans centrum »,
pag. 171.

Je ne m'étonne plus que devant un pareil résultat
M. Goodsir soit obligé de s'écrier: « Je n'ai aucun exemple
d'un centrum temporal pleinement développé. » (*I am ac-
quainted with no exemple of a fully developed temporal
centrum.* Loc. cit., pag. 169.) Cependant le centrum étant
l'élément le plus important dans un sclérotome, il faut à
tout prix trouver un centrum temporal ! L'examen le plus
minutieux des têtes osseuses n'ayant rien révélé, M. Goodsir a eu l'idée d'interroger le crâne primordial, et il nous

dit [1] : « Le centrum temporal est représenté dans le crâne primordial par la lame cartilagineuse quadrilatère limitée latéralement par les capsules de l'oreille, en arrière par la portion correspondant aux occipitaux latéraux cartilagineux, et en avant par la partie où apparaît le centrum postsphénoïdal. Dans tous les animaux vertébrés, cette portion de la base du crâne est d'une grande étendue comparative et se trouve envahie par l'ossification progressive des centrums occipital et postsphénoïdal d'après un procédé qui varie dans les différentes formes des vertébrés. » En admettant même la présence de cette lame cartilagineuse avec les limites que lui assigne M. le professeur Goodsir, nous ne saurions voir dans cette portion du crâne primordial un centrum du sclérotome temporal; et ce qui nous autorise à penser ainsi, c'est que ce soi-disant centrum ne conserve son individualité chez aucun animal et se trouve envahi par l'ossification du basisphénoïde et du basioccipital.

Quant aux pétrosaux et aux pariétaux, nous en avons suffisamment parlé ailleurs pour qu'il soit utile d'y revenir de nouveau.

c. *Sclérotome occipital.* — Le sclérotome occipital est si facile à déterminer, que presque tous les auteurs sont d'accord sur ce point.

Centrum. — Os basilaire.

Double paire de neurapophyses. — Occipitaux latéraux et externes.

Méta-neurapophyse. — Occipital supérieur.

Arcs hœmataux des sclérotomes céphaliques post-sto-

___
[1] *Loc. cit.*, pag. 169.

maux. — Nous avons déjà indiqué la composition des arcs hæmataux des sclérotomes post-stomaux, et nous avons vu que pour M. Goodsir ces arcs étaient représentés d'avant en arrière par les cartilages de l'aile du nez, les intermaxillaires, les maxillaires supérieurs, les os de Bertin et les palatins. Quant à la détermination des parties homotypes dans les sclérotomes post-stomaux, l'anatomiste anglais prend pour guide la disposition des arcs viscéraux de l'embryon et les modifications que ces arcs subissent sous l'influence du développement. Nous partageons entièrement cette manière de procéder, et nous sommes heureux de nous rencontrer sur ce point avec le savant professeur[1].

Nous aurions voulu comprendre dans ce chapitre l'examen critique de plusieurs autres théories émises par des hommes éminents. Une publication récente de M. le professeur Lavocat[2] nous semblait surtout devoir provoquer une discussion spéciale au point de vue de l'homologie du squamosal, du tympanique, etc.; mais un tel travail eût élargi outre mesure le cadre du nôtre en cette partie. Il nous semble

[1] Voyez le Développement de la face, chapitre V de notre mémoire, ainsi que les planches II, III, IV.

[2] Détermination méthodique et positive des vertèbres céphaliques, ou nouvelles études d'anatomie philosophique sur la constitution de la tête ramenée au type vertébral chez tous les vertébrés. (Extrait des Mémoires de l'Académie impériale des sciences, inscriptions et belles-lettres de Toulouse, 1861, 5e série, vol. V, pag. 203.) On trouvera à la page 84 de notre travail un résumé de la théorie de M. Lavoçat.

d'ailleurs que le savant professeur de Toulouse rend difficile la discussion de sa théorie, en se bornant à l'affirmer sans développer suffisamment les motifs qui le portent à rejeter les déterminations de Cuvier, Owen et autres auteurs classiques. Peut-être trouvera-t-il qu'il est digne de lui de publier un ouvrage plus étendu sur un sujet qui lui est parfaitement connu, et alors du choc de la discussion jaillira la lumière.

CHAPITRE V

Du développement du squelette de la tête.

« Der allgemeine Plan nach welchem der Kopf
der Wirbelthiere gebildet , ist durch alle Klassen
ein und derselbe : es ist der Wirbeltypus. »
(REICHERT ; *Entwickelungsgeschichte des
Kopfes...* Königsberg, 1838, pag. 152.)

Au point de vue du développement, l'extrémité céphalique n'est que la continuation du tronc, et les os de la face
peuvent être assimilés à des arcs hæmataux. « L'embryologie,
dit M. Bischoff[1], nous procure la conviction que le crâne
représente aussi une colonne vertébrale et que son développ-
pement reproduit les mêmes phénomènes que celui des vertèbres proprement dites. »

Une étude complète du développement de la tête ne saurait
prendre place ici. Si nous entrons dans le domaine de l'embryologie, c'est uniquement pour nous éclairer sur le plan
fondamental de la formation du squelette et sur les rapports
qui relient entre eux les divers systèmes organiques. Il importe de commencer toujours par étudier les formes les plus
simples , pour arriver ensuite pas à pas, de degré en degré,

[1] Traité du développement de l'homme et des mammifères. (Encyclopédie anatomique. Paris, 1843, trad. Jourdan, tom. VIII, pag. 385.)

aux formes les plus complexes. L'histoire du développement nous fait assister à l'apparition des premiers linéaments embryonnaires et aux changements successifs dont ces parties sont le siége ; elle seule nous permet de comprendre le plan général de l'organisation. Dans ce chapitre, nous allons exposer ce qui a trait au développement du squelette de la tête (*crâne* et *face*), en prenant pour point de comparaison le développement du rachis en général.

DÉVELOPPEMENT DU SQUELETTE DU CRANE.

Aussitôt que le blastoderme s'est formé, on voit sur un point de sa surface une tache obscure due à une accumulation de cellules blastodermiques. Cette tache, qui indique la place de l'embryon futur, a été appelée tour à tour *tache embryonnaire* (Wagner et Coste), *cumulus proliger* (Baër et Burdach) ou *aire germinative* (Bischoff). D'abord circulaire, cette tache devient ensuite ovalaire, se soulève en bouclier et présente à ce moment quelque analogie de forme avec une guitare ou une semelle de soulier. L'extrémité la plus renflée représente la portion céphalique ; c'est une masse encore sans ouvertures, à peine distincte du tronc, mais qui augmente très-rapidement de volume. Aussitôt que la tache embryonnaire est formée, le blastoderme se divise en deux feuillets appelés *séreux* et *muqueux* par Pander, et c'est entre ces deux feuillets que se trouve compris l'embryon. Bientôt après apparaît une *ligne* ou *gouttière primitive* dans le fond de laquelle se montre la *corde dorsale* (*chorda dorsalis*, *notocorde* de quelques auteurs). Baër a indiqué les connexions de cette corde dorsale avec deux prolongements ou *lames dorsales* qui se dirigent en arrière pour envelopper plus tard les centres nerveux ; de même, deux lames membraneuses se détachent de cette notocorde pour se porter en avant et constituer la paroi de l'embryon. Ces dernières, à cause de leur analogie avec les lames dorsales, ont reçu le nom de *lames ventrales.*

Le premier développement de l'embryon, commun à tous les vertébrés, nous permet de le considérer comme étant formé par la réunion de deux tubes, un *postérieur* ou *neural*, et un *antérieur* ou *viscéral*. De ces tubes, le premier donnera naissance aux neurapophyses et aux neurépines, tant au tronc qu'à la tête, et sera toujours en rapport avec le volume plus ou moins considérable des centres nerveux ; le second, ou tube viscéral, entourera les cavités viscérales de la tête (bouche, pharynx) ou du tronc ; il engendrera l'arc hæmatal.

Il est indispensable, avant de pousser plus loin nos recherches, de donner quelques explications au sujet des parties que nous venons de nommer, c'est-à-dire des *lames dorsales*, *viscérales* et de la *chorda dorsalis.*

Les *lames dorsales*, appelées *plis primitifs* par Pander, se développent de très-bonne heure sous la forme de deux bourrelets adhérents à toute l'étendue de la notocorde. Chez le poulet, elles apparaissent, suivant Baër, de la seizième à la dix-huitième heure du premier jour de l'incubation. Elles ont été considérées par Reichert comme les rudiments du système nerveux. D'abord séparées l'une de l'autre par la gouttière primitive, elles tendent à se réunir en arrière et convertissent ainsi cette gouttière en un véritable canal rachidien. Cette occlusion, produite par la rencontre ou soudure des lames dorsales, a d'abord lieu à la tête et s'étend ensuite de haut en bas jusqu'au sacrum. Le canal ou tube ainsi formé ressemble tout d'abord à une épingle dont la grosse extrémité ne serait autre que la cavité crânienne. D'abord peu volumineuse, cette cavité s'agrandit bientôt, et au-dessous d'elle se produit une série de dilatations renfermant les vésicules cérébrales. Pendant que ce travail s'effectue, le tube rachidien et la cavité crânienne, d'après Baër, se remplissent d'une substance blanchâtre qui est l'origine des centres nerveux. La masse de formation qui se dépose autour de la notocorde et qui se convertira plus tard en corps vertébraux envoie des prolongements dans l'épaisseur des lames dorsales. Ces prolongements deviennent bientôt cartilagineux puis osseux, et constituent les neurapophyses et les neurépines des segments vertébraux. Dans la région céphalique, les choses se passent à peu près de la même manière, et la seule exception importante à signaler est le mode d'ossification des os secondaires.

Dernièrement (1860) M. le professeur Serres[1] (de l'Institut) a publié dans les Comptes-rendus de l'Académie des sciences une série de notes sur le développement des premiers rudiments de l'embryon. Cet anatomiste admet que les lames dorsales sont les premiers rudiments embryonnaires et qu'elles sont produites par le soulèvement des lames de la membrane blastodermique. Ces bourrelets, en se rapprochant l'un de l'autre pour arriver au contact, laissent entre eux une ombre linéaire ou une rainure qui, n'étant que de seconde formation, mérite le nom de ligne secondaire. Les plis primitifs, à leur tour, ne sont, d'après M. Serres[2], que la lame nerveuse qui donnera naissance à l'axe cérébro-spinal et dont se dégagera le feuillet fibreux destiné à lui servir d'enveloppe. «Comme la corde dorsale n'existe pas dans le premier jour de la formation (embryon de poulet), elle n'est pas et elle ne saurait être l'axe autour duquel viennent se former les premières parties du fœtus» (pag. 484). Cette

---

[1] Comptes-rendus de l'Académie des sciences, 3 septembre 1860, pag. 337.

[2] *Loc. cit.*, pag. 477.

conclusion ne nous semble pas d'accord avec les faits obser-
vés ; et si quelques auteurs ont attaché une trop grande importance à l'étude de la notocorde et de ses changements ,
il n'en est pas moins vrai que la *chorda dorsalis* joue un
grand rôle dans l'histoire du développement, comme nous
allons le démontrer quelques lignes plus bas.

Les *lames ventrales* (plis ventraux de Pander) se détachent
des parties latérales de la notocorde et marchent à la rencontre l'une de l'autre dans l'épaisseur des parois de l'embryon. Leur réunion ou soudure sur la partie antérieure ne
s'opère que longtemps après la réunion des lames dorsales
entre elles, de telle façon que les cavités splanchniques,
qu'elles doivent fermer en avant, restent plus longtemps ou-
vertes que celles qui logent les centres nerveux. Les lames
ventrales s'étendent depuis la partie inférieure de l'embryon
jusqu'au crâne, avec cette différence néanmoins que dans
cette dernière région elles sont perforées par de véritables
fentes (*fentes branchiales* ou *viscérales*) dont nous aurons
à nous occuper à propos du développement de la face.

Quant à la *corde dorsale*, qui est le point de départ des
lames dorsales et ventrales, elle joue un rôle important dans
le développement du rachis et du crâne, et mérite par cela
même de nous arrêter quelques instants.

La *chorda dorsalis*, que nous avons vue apparaître dans
le fond de la gouttière primitive, représente l'axe de l'embryon et sert, pour ainsi dire, de gubernaculum à la colonne
vertébrale. Cette notocorde, en effet, n'est pas le rudiment
du rachis, mais c'est autour d'elle que naîtront les divers
éléments des vertèbres. Elle est constituée par une partie
centrale gélatiniforme et par une gaîne épaisse et transpa-

rente. La partie centrale se compose entièrement de cellules hyalines adhérentes les unes aux autres, d'où leur forme polyédrique. Ces cellules mesurent de 0,02 à 0,03 de millimètre; elles réfractent peu la lumière et présentent une teinte légèrement grisâtre. Quand on les sépare et qu'on les met en contact avec l'eau, elles acquièrent un volume presque double, se gonflent, deviennent très-transparentes, sphériques, et les granulations qui étaient dans leur cavité se dissolvent et disparaissent. C'est principalement à cet état que se rap· portent la plupart des descriptions données par les auteurs. Ces cellules sont pourvues d'un noyau et possèdent une cavité distincte de la paroi.

La corde dorsale s'étend depuis le coccyx jusque dans l'apophyse basilaire ; quelquefois même, comme chez le rat[1], elle empiète un peu dans le corps du sphénoïde. La gaîne qui entoure la notocorde se prolonge au-delà de la terminaison de cette notocorde et s'étale, avec la masse blastématique déposée autour d'elle, en larges ailes, ou table horizontale (*future base du crâne*), qui arrivent presque derrière l'*infundibulum*. De ce point partent des prolongements que Rathke a appelés *poutres du crâne*. Le prolongement médian disparaît de bonne heure, mais les deux autres ne tardent pas à marcher l'un vers l'autre et à se souder dans toute leur longueur. Quand, par les progrès du développement, toute la base du crâne est passée à l'état de cartilage, on voit les poutres paires envoyer en bas une lame verticale (cloison des fosses nasales et probablement aussi le vomer). Cette lame, à son tour, émet par ses parties latérales deux plans horizontaux qui se replieront sur leurs bords externes pour

---

[1] M. le professeur Robin a eu l'obligeance de me montrer un de ses dessins, encore inédit, représentant la disposition que je signale.

former les lames criblées et papyracées de l'ethmoïde. De la face nasale de ces parties partent une série de prolongements lamelleux, ou cellules eihmoïdales et cornets.

Tant que la base du crâne reste à l'état de blastème ou même de cartilage, il est à peu près impossible de déterminer les limites de chaque vertèbre céphalique. Cette difficulté tient à l'absence des parties molles et au manque de mobilité des segments les uns sur les autres ; mais aussitôt que l'ossification commence , on peut s'assurer qu'à part les quelques différences que nous allons signaler, les os de la base du crâne représentent dans leur mode d'apparition et d'évolution les caractères des corps vertébraux.

Le basilaire (apophyse basilaire de l'occipital) se développe identiquement comme un centrum de la colonne rachidienne; il entoure et étrangle la notocorde ainsi que la gaîne, et passe par les mêmes phases qu'un corps vertébral. Cette analogie est tellement frappante que, dans les poissons, la face postérieure du basilaire est concave comme la face correspondante de la première vertèbre du tronc, et que les restes de la corde dorsale forment entre ces deux segments consécutifs un véritable ligament intervertébral. Dans les raies et les squales, la notocorde perfore lès corps vertébraux et le basilaire à la manière du fil qui relie entre eux les grains d'un chapelet. Dans les mammifères, le basilaire, que nous pouvons hardiment regarder comme le centrum du segment occipital, perd la forme arrondie qu'il avait dans les poissons par l'effet même de l'élargissement de l'encéphale, et offre plutôt l'aspect d'une table que d'une colonne osseuse.

Le postsphénoïde (corps postérieur du sphénoïde) n'entoure pas toujours la notocorde; mais néanmoins, à raison de ses rapports avec cette notocorde dans certains animaux, et avec la gaîne dans la majeure partie des cas, on est en droit d'assimiler ce postsphénoïde à un corps vertébral. Il importe aussi de faire remarquer qu'à mesure qu'on se rapproche des extrémités de l'axe morphologique de l'embryon, il survient des modifications qui, hâtons-nous de le dire, ne changent en rien le caractère spécifique des parties et qui même sont moins sensibles à l'extrémité céphalique qu'à l'extrémité caudale. Les vertèbres crâniennes sont beaucoup plus complètes et bien mieux accusées que les vertèbres coccygiennes. Dans les oiseaux par exemple, les cétacés et la plupart des mammifères, les derniers segments vertébraux ne se montrent que comme de simples noyaux osseux, tandis que les parties homotypes de la tête conservent au contraire la plupart des éléments vertébraux. Il ne faut donc s'en prendre qu'à nos propres préjugés et à la manière peu logique et même antiphilosophique dont on étudie l'ostéologie, si nous admettons une disposition vertébrale dans une région où elle est moins évidente que dans la tête.

Le corps postérieur du sphénoïde est distinct du corps antérieur pendant toute la vie dans beaucoup de mammifères, et pendant un laps de temps assez considérable dans l'homme. Nous avons sous les yeux une collection de crânes de fœtus humains depuis l'âge de cinq mois de la vie intra-utérine jusqu'à celui de six, sept, neuf mois et même un an après la naissance, et sur chacune de ces têtes nous voyons, de la manière la plus évidente, la division du corps du sphénoïde en deux parties (postsphénoïde et présphénoïde).

Bien plus, en suivant le développement du sphénoïde chez le fœtus humain, nous acquérons la conviction que cette partie du squelette de la tête se compose de plusieurs éléments qui se soudent entre eux avec rapidité chez les vertébrés supérieurs. Cependant, par un examen attentif, nous ne tar-

dons pas à reconnaître que l'os appelé sphénoïde est constitué :
1° par deux corps naissant autour de la terminaison de la notocorde, de sa gaîne ou simplement de la masse blastématique
qui lui fait suite ; 2° par deux masses latérales volumineuses
appelées grandes ailes ou alisphénoïdes, et dont le développement dans les parois crâniennes rappelle le mode d'apparition des lames vertébrales rachidiennes. D'abord distinctes
du corps postérieur du sphénoïde, ces grandes ailes ne tardent pas à se réunir à celui-ci ; néanmoins, dans les crocodiles et les poissons, elles gardent leur indépendance durant
toute la vie ; 3° par deux petites masses latérales, mais antérieures aux précédentes, qui constitueront les petites ailes
ou orbitosphénoïdes. Ces dernières se rapprochent de plus en
plus du corps antérieur du sphénoïde, et la soudure de ces
parties se fait à une époque très-précoce. J'ai pu cependant
reconnaître, sur des crânes de fœtus humain, des traces très-
évidentes de l'individualité primitive de ces diverses pièces.

Afin de montrer tous ces détails de la composition du sphénoïde, nous avons fait dessiner, dans la Planche I, *fig*. 3,
le sphénoïde d'un fœtus humain de huit mois environ. Les
lettres *a* et *b* représentent les corps antérieur et postérieur du
sphénoïde ; quoique ces corps ne soient pas séparés l'un de
l'autre dans la figure, leur individualité n'en existe pas moins,
comme le prouve une simple coupe antéro-postérieure du crâne
d'un fœtus ou même d'un enfant d'un an. Les lettres *d* et *c*
sont les grandes et petites ailes généralement soudées aux
corps sphénoïdaux, mais rendues distinctes dans le cas que
nous signalons par la présence d'une incisure très-profonde.
Pour montrer cette disposition nous avons cru devoir séparer
les pièces les unes des autres.

En résumé, le basilaire, le postsphénoïde, le présphénoïde naissent, soit autour de la *chorda dorsalis*, soit simplement de la gaine de cette notocorde. Quant aux poutres du crâne, elles forment, indépendamment des lames criblées et papyracées de l'ethmoïde, la cloison des fosses nasales et probablement aussi le vomer. Des parties latérales de cette colonne osseuse multiarticulée, s'élève une série de pièces cartilagineuses qui se convertissent d'arrière en avant en exoccipitaux (parties latérales de l'occipital), alisphénoïdes, orbitosphénoïdes et lames criblées de l'ethmoïde. En outre, on trouve entre les exoccipitaux et les alisphénoïdes une portion cartilagineuse convexe en dehors, et qui constitue la capsule auditive ou labyrinthe, aussi bien chez les mammifères (Valentin) que chez les couleuvres (Rathke). Cette partie n'entre nullement dans la liste des productions vertébrales et, de même que le sclérotal, cornets, etc., elle doit être rapportée au splanchnosquelette.

Revenant à la corde dorsale, nous avons déjà dit qu'elle naît dans le fond de la gouttière primitive et qu'elle représente l'axe de l'embryon ; elle sert en quelque sorte de gubernaculum à la colonne vertébrale, mais malgré cela n'est pas le rudiment du rachis, car c'est autour d'elle que naîtront les divers éléments vertébraux. Cette corde dorsale, qui joue un si grand rôle dans l'histoire du développement de l'embryon, peut conserver son état primitif pendant toute la vie chez quelques vertébrés inférieurs. M. de Quatrefages[1] n'a trouvé dans l'*Amphyoxus lanceolatus* ni squelette ni os ; il a seulement constaté l'existence d'un long cordon cylindrique composé de grandes cellules hyalines (*corde dorsale*) séparant le centre nerveux de l'intestin. Ce cordon se conti-

____

[1] Ann. sc. nat., tom. IV; 1845.

nuait en avant avec un anneau qui, entourant la bouche, servait de soutien aux cirrhes buccaux. M. le professeur Rouget[1] a observé la même disposition dans l'*Ammocœtes branchialis*. Le centre de la corde dorsale présentait de grandes cellules hyalines, et la périphérie était une couche fibreuse composée de deux ordres de fibres obliques par rapport à l'axe du corps et formant des systèmes de spirales entrecroisées. — Dans le *petromyzon*, la corde s'entoure de plaques cartilagineuses disposées par paires, qui sont des rudiments d'arcs supérieurs du rachis.—Dans les *esturgeons*, on rencontre des arcs vertébraux supérieurs et inférieurs, mais à l'état de cartilage. — Enfin, dans les *raies* et les *squales*, les vertèbres cartilagineuses, quoique complètes, sont perforées dans toute leur étendue par la notocorde, qui constitue encore un tout continu. — A mesure qu'on s'élève dans l'échelle des êtres, la *chorda dorsalis* tend à disparaître d'autant plus rapidement que l'animal est plus parfait; néanmoins, on peut très-bien la voir et l'étudier chez de très-jeunes embryons de mammifères : elle passe à travers les vertèbres cartilagineuses, qu'elle relie entre elles à la manière des grains d'un chapelet. A la région cervicale, cette notocorde perfore l'apophyse odontoïde de l'axis, s'applique derrière l'atlas pour arriver dans l'os basilaire. Ce fait nous explique comment on a pu trouver chez des enfants scrofuleux (même à l'âge de 10 à 12 ans) l'apophyse odontoïde non soudée à l'axis (arrêt de développement). Cette disposition serait normale, suivant M. Owen, chez tous les édentés.

Quand l'ossification envahit les corps vertébraux, la *chorda dorsalis* est étranglée au niveau de ces corps; elle est re-

---

[1] Rouget ; Le squelette des vertébrés au point de vue de la morphologie. (*Journal de physiologie*, numéro de janvier 1860, pag. 142.)

foulée entre les faces supérieures et inférieures des vertèbres où elle va constituer les disques intervertébraux.

La masse commune d'origine des corps vertébraux envoie en arrière, dans l'épaisseur des lames dorsales, des rayons ou prolongements qui deviendront des neurapophyses et des neurépines (*arc neural*), et de même elle envoie en bas des prolongements dans l'épaisseur des lames ventrales (*arc hæmatal*). Plus tard, quand la côte devra se séparer de sa vertèbre, on apercevra un espace blanc, membraneux, correspondant à l'endroit où s'opérera la scission histologique.

En résumé, la vertèbre comprend un corps servant de point de départ à deux arcs, un supérieur ou neural, un inférieur ou hæmatal. Dans la tête nous retrouvons la même disposition. Nous avons déjà dit, en effet, que la notocorde, avec sa gaîne et la masse blastématique qui l'entoure, forme une table horizontale et les poutres du crâne, centre de développement des os crâniens. Voilà pour les corps des vertèbres et les arcs neuraux. Quant aux arcs hæmataux, ils sont fidèlement représentés par les languettes cervicales décrites sous le nom d'arcs *branchiaux* ou *viscéraux* ; les parties qui se forment dans ces arcs viscéraux sont homotypes à celles qui ont pris naissance dans les arcs neuraux du crâne. Les languettes ou arcs viscéraux ne sont que des portions des lames ventrales du tronc, avec cette différence qu'ici des fentes particulières (*fentes viscérales*) les séparent les unes des autres. Les arcs viscéraux s'attachent en haut à leurs vertèbres respectives et croissent de haut en bas pour se réunir sur la ligne médiane avec leur congénère du côté opposé. Dans ces arcs se développent les os de la face, l'appareil hyoïdien, des parties molles, etc. L'ensemble de ces parties enferme la partie supérieure du tube viscéral, c'est-à-dire l'œsophage, la bouche et ses dépendances.

Nous trouvons donc dans la tête une base du crâne se prolongeant en avant, ou série des corps vertébraux, limitant deux tubes, un supérieur très-dilaté servant d'étui à l'encéphale, un inférieur renfermant la cavité viscérale de la tête.

En présence de ces faits si concluants ne sommes-nous pas en droit de dire avec Reichert : « *Der allgemeine Plan nach welchem der Kopf der Wirbelthiere gebildet, ist durch alle Klassen ein und derselbe ; es ist der Wirbeltypus*[1]. »

DÉVELOPPEMENT DU SQUELETTE DE LA FACE.

La face n'apparaît chez l'embryon que quelque temps après la formation du crâne. Elle tire son origine des lames viscérales, que nous étudierons sous le nom d'arcs branchiaux ou viscéraux, et en outre des prolongements ou bourgeons qui descendent de la région frontale.

D'abord très-peu volumineuse, la face augmente peu à peu d'étendue, et présente dans son développement une série de phases qui se rapportent, d'une part à l'apparition des lames viscérales et des bourgeons frontaux, et de l'autre au mode de réunion de ces parties entre elles ainsi qu'à la formation des parties molles ou dures de cette région.

De la base du crâne (ou pour mieux dire du pli de la tête) descendent des languettes qui, par l'effet du développement, tendent à se réunir sur la ligne médiane avec leurs congénères du côté opposé. Ces languettes, d'abord très-

---

[1] *Entwickelungsgeschichte des Kopfes der nackten Amphibien nebst den Bildungsgesetzen des Wirbelthier-Kopfes im Allgemeinen und seinen hauptsächlichsten Variationen durch die einzelnen Wirbelthier-Klassen.* Königsberg, 1838, pag. 152. « Le plan suivant lequel est construite la tête dans les animaux vertébrés, est dans toutes les classes un et le même : c'est le type vertébré. »

minces , sont séparées les unes des autres par de véritables fentes. L'ensemble de ces parties constitue l'appareil branchial ou viscéral du fœtus.

La présence des arcs viscéraux et des fentes qui les séparent est un des faits les plus curieux et les plus constants qu'on rencontre dans l'embranchement des vertébrés ; mais avant d'aborder cette étude, nous croyons qu'il y a de l'intérêt à tracer en quelques mots l'historique de la question.

Rathke et un peu plus tard Baër découvrirent, les premiers, les fentes branchiales dans les oiseaux, les grenouilles, les serpents et l'embryon humain. Quoique plusieurs auteurs aient eu connaissance des fentes branchiales dans l'embryon avant l'époque ou Rathke les signala lui-même, on ne peut s'empêcher, en consultant leurs ouvrages , de voir combien cette notion était vague et imparfaite dans leur esprit ; aussi est-ce réellement à Rathke que revient, sans contredit, le mérite d'avoir posé comme une loi générale que tous les embryons des vertébrés présentent à une certaine période de leur développement des fentes et des arcs viscéraux.

Wolff, examinant de jeunes poulets après deux jours d'incubation , aperçut deux fentes limitant deux languettes blastématiques , et il regarde la première de ces languettes comme formant le maxillaire inférieur , et la seconde comme devant se changer en première côte. Dans ses *Icones embry. human.*, Sœmmering dessine trois arcs , mais les fentes sont à peine visibles. Bojanus [1], dans la planche qui accompagne son observation anatomique d'un fœtus de chien de vingt-

---

[1] *L. Bojani Observatio anatomica de fœtu canino 24 dierum ejusque velamentis; cum tabula œnea.* (*Nov. act. nat. cur.*, 1820, tom. X , première partie, pag. 139.)

quatre jours, ne mentionne que l'*auris ostium externum grande*, qu'il désigne par la lettre *t* dans la figure 7.

C'est dans le journal l'*Isis* (1825), que Rathke a publié la belle découverte qu'il venait de faire sur des embryons de porc et de cheval. Il rencontra aussi les fentes branchiales chez les oiseaux, et un peu plus tard (1827) chez l'embryon humain. « Enfin, dit Rathke dans une lettre à Baër [1], j'ai aussi trouvé des traces de branchies chez des embryons humains, savoir : dans un embryon de six ou sept semaines expulsé de l'utérus tout récemment, il y en a deux de chaque côté, une antérieure plus considérable et une postérieure beaucoup plus petite. Comme les fentes qui les séparent pénètrent jusque dans le pharynx, elles sont tellement distinctes qu'il ne peut rester aucun doute sur leur existence. »

Baër dirigea ses recherches sur ce point, et il décrivit les fentes branchiales et les arcs qu'elles limitent chez les oiseaux, les grenouilles et les serpents. Dans un mémoire publié par ce savant anatomiste sur les branchies et les vaisseaux branchiaux des embryons des vertébrés, il fait remarquer que ces parties manquent dans les premiers temps de la formation, mais qu'on peut très-bien les apercevoir chez les embryons humains âgés de cinq semaines environ. « L'embryon dont je parle, dit-il, présentait trois fentes branchiales peu reconnaissables à l'extérieur si on ne pressait pas en arrière les parties latérales du cou, car la partie du cou située devant la première fente recouvrait les arcs branchiaux sous forme d'un opercule court. Mais cette espèce d'opercule n'était pas arrondi, il était aussi appliqué sur les ouvertures, au lieu de s'en écarter comme chez les oiseaux. La fente la plus

---

1 Des branchies et des vaisseaux branchiaux dans les embryons des animaux vertébrés, par Baër, trad. par Breschet, pag. 1 du tirage à part.

postérieure était beaucoup plus courte que les deux autres antérieures ; elles devinrent extrêmement distinctes après l'incision du pharynx. Cependant je ne doute pas qu'il n'y ait chez l'homme, et peut-être dans tous les vertébrés terrestres, primitivement quatre fentes branchiales; mais je pense aussi qu'elles ne se forment ni ne disparaissent en même temps [1]. » Baër revint sur ce sujet en 1828, et observant que les arcs branchiaux se réunissent sur la ligne médiane, il compara l'ensemble de ses parties à l'appareil branchial des poissons ; il a donné une série de belles figures pour représenter non-seulement les lames et les fentes branchiales, mais encore les arcs vasculeux qui se rencontrent dans cette région. (Consultez de Baër ; *De ovi mammalium et hominis genesi; cum tabula œnea*. Lipsiæ, 1827.)

Vers cette même époque (1828), Burdach [2] publia un très-beau dessin d'un fœtus humain. J. Müller (1830), dans son ouvrage sur la structure des glandes, fit représenter l'appareil branchial du lézard vert et d'un petit poulet de quatre jours.

Mais c'est encore à Rathke qu'il était réservé d'élucider la question en complétant ses premières recherches. Ce patient embryologiste écrivit un excellent mémoire [3] qui fut inséré dans le volume XIV, 1re partie, pag. 159, des *Nova acta physico-medica Academiæ Cæsareæ Leopoldino-Carolinæ naturæ curiosorum* (1828). Le même auteur, en 1832, publia un ouvrage plus important, où l'on trouve le résultat de recherches consciencieuses sur l'appareil branchial des poissons, des reptiles et des mammifères.

---

[1] *Loc. cit.*, pag. 2.

[2] Burdach ; *De fœtu humano*. Lipsiæ, 1828.

[3] H. Rathke ; *Ueber die Entwickelung der Athemwerkzeuge bei den Vögeln und Saügethieren.* (*An die Akademie eingesendet, den 19 nov. 1826.*)

Malgré l'opposition de Rudolphi, Weber, Velpeau, la science
eut à enregistrer les travaux remarquables de Thomson, As-
cherson, Valentin, Reichert, Bischoff [1], Coste [2], Erdl [3], etc.,

Reichert [4], résumant tout ce qui avait été écrit avant lui,
apporta de notables modifications dans le nom qu'il convient
de donner aux parties et dans la manière dont se comportent les arcs vasculeux de l'aorte. Ce travail est remarquable
à plus d'un titre et a servi, pour ainsi dire, d'introduction
à un ouvrage plus étendu du même auteur sur l'Histoire du
développement de la tête des animaux vertébrés [5]. Depuis
Reichert jusqu'à nos jours, les observations sur l'appareil
viscéral ou branchial des embryons des vertébrés se sont
multipliées, et l'histoire des métamorphoses des arcs viscéraux
commence à être bien connue.

La cavité viscérale de la tête ne se forme que quelque
temps après celle du crâne. Elle se présente d'abord sous
l'aspect d'un véritable cloaque qui renferme la partie céphalique du système végétatif. Un peu plus tard, des masses de
développement apparaissent et subdivisent la grande cavité
viscérale en cavités secondaires (bouche, fosses nasales, etc.),

---

[1] Histoire du développement de l'œuf de la lapine. — Développement
de l'homme et des mammifères. — Encyclopédie anatomique, traduct.
Jourdan. Paris, 1843, tom. VIII.

[2] Coste et Delpech; Recherches sur la génération des mammifères et
sur la formation des embryons. Paris, 1834. — Voyez surtout les magni-
fiques planches du grand ouvrage de M. Coste.

[3] *Die Entwickelung des Menschen und des Hühnchens.* Leipzig, 1846.

[4] *De embryonum arcubus sic dictis branchialibus. Dissertatio inauguralis;*
Berolini, 1836. Cet ouvrage est fort rare aujourd'hui, et je dois tous mes
remerciements à mon ami le docteur C. Saintpierre qui m'en a rapporté
un exemplaire à son retour d'Allemagne.

[5] *Vergleichende Entwickelungsgeschichte des Kopfes...* Königsberg, 1838.

et la clôture extérieure se fait par de véritables lames viscérales qui, descendant du pli de la tête, se réunissent sur la ligne médiane. Ces lames, ou arcs viscéraux, présentent dans leur mode d'apparition et de développement une série de phases indispensables à connaître et dont l'étude va nous occuper.

De chacune des trois vésicules cérébrales partent des prolongements, d'abord très-peu accusés, qui croissent de haut en bas jusqu'au moment où ils atteignent le plan antérieur de l'embryon. Arrivés dans ce point, les arcs viscéraux s'appliquent à leurs congénères du côté opposé et se soudent les uns aux autres. Les fentes qui séparaient les arcs viscéraux s'oblitèrent peu à peu, en donnant pour la plupart naissance à des ouvertures permanentes. La première question qui se présente est celle-ci : combien existe-t-il d'arcs viscéraux ? Quelques auteurs, à l'exemple de Reichert, n'en admettent que trois ; d'autres élèvent le nombre à quatre dans les mammifères, et cinq dans les oiseaux. Pour nous, nous avons constamment compté quatre lames viscérales dans de jeunes embryons de lapin, et nous portons le chiffre total à cinq, rangeant ainsi parmi les arcs viscéraux ce qu'on appelle communément du nom de lobes maxillaires supérieurs. Les motifs sur lesquels nous nous appuyons sont, d'une part l'analogie de forme de ces bourgeons maxillaires supérieurs avec les véritables arcs, et d'une autre part les rapports généraux et les métamorphoses de ces organes embryonnaires. De plus, les lobes maxillaires se détachent de la partie antérieure et latérale du pli frontal, immédiatement au-dessous et un peu en arrière de l'œil. Ils suivent, dans leur développement, le même cours que les arcs situés au-dessous de l'orifice buccal.

Lobes maxillaires supérieurs, ou premier arc viscéral.—
On décrit généralement ces lobes comme un prolongement
de l'arc qui limite en bas l'orifice de la grande cavité buccale
et nasale réunies. Son extrémité supérieure (voyez *Pl.* II et
III, n° 4 ; *Pl.* IV, *fig.* 1, 2, 3, n° 1) adhère à la capsule crânienne et se porte en avant dans une direction presque
transversale ; son extrémité libre, en forme de bourrelet
arrondi, ne s'avance pas jusqu'à la ligne médiane, car entre
ces deux bourgeons ou arcs s'interpose un processus qui
descend de la partie antérieure et moyenne de la région frontale (*prolongement frontal médian*). Le bord supérieur se
met en rapport avec l'œil, qui dans le fait est renfermé dans
une fente que limite en haut le bourgeon frontal latéral et
en bas l'arc viscéral que nous décrivons. (*Pl.* II et III, n° 11 ;
Pl. IV, *fig.* 1 et 2, *œ*). Cette fente est visible pendant assez
longtemps, et ne s'oblitère même jamais en totalité, car sa
partie postérieure constitue l'orbite et le canal lacrymo-nasal.

Dans ce premier arc apparaissent les os malaires, les palatins, les ptérygoidiens et les maxillaires supérieurs. Ces
diverses pièces se développent de dehors en dedans et, augmentant peu à peu de volume, gagnent bientôt la ligne médiane, où ils se réunissent à ceux du côté opposé en formant
un plancher horizontal (voûte palatine). La grande cavité
viscérale de la tête se trouve donc divisée en deux étages,
un supérieur ou cavité nasale, un inférieur ou cavité buccale.

De l'examen de ces faits, il découle que l'arc viscéral
maxillaire supérieur est un arc hæmatal affectant des rapports intimes avec le vomer (corps de la vertèbre nasale)
et le commencement du tube digestif ; de plus, cet arc hæmatal est constitué par une série de pièces osseuses dont les
unes font partie intégrante de l'arc lui-même, et dont les
autres (malaire, ptérygoïde) ne sont que des appendices ser-

vant à réunir la vertèbre nasale à d'autres segments céphaliques.

En même temps que les arcs maxillaires supérieurs se développent, on voit un bourgeon se détacher de la partie antérieure et moyenne du capuchon frontal. Ce bourgeon, à cause de son origine et de sa situation, mérite le nom de *bourgeon* ou *processus frontal médian* que lui a donné Reichert (*Pl.* IV, *fig.* 2 et 5, *p*). Nous n'avons plus affaire ici à une lame viscérale, mais à un simple prolongement qui descend verticalement et vient s'intercaler entre les deux lobes maxillaires supérieurs. Par les progrès de l'évolution, le bourgeon frontal médian, qu'on peut tout aussi bien appeler *bourgeon nasal*, s'élargit dans sa partie inférieure, prend plus ou moins la forme d'un triangle dont la base serait échancrée vers son milieu ; les deux angles inférieurs ou latéraux arrivent au contact des lobes maxillaires supérieurs et portent en eux le germe des os incisifs. L'angle supérieur ou adhérent du triangle en question se convertit à son tour en os nasaux.

De chaque côté du bourgeon nasal on trouve, surtout chez les mammifères, une masse blastématique (*Pl.* IV, *fig.* 2 et 5, *r*) qui semble n'être qu'une dépendance du processus nasal lui-même et qui est connue sous la dénomination de *bourgeon frontal latéral*. Ces bourgeons passent au-dessus et en avant de l'œil, longent le bord supérieur des lobes maxillaires dans une petite étendue, mais sont séparés de ces derniers par une fente dont la portion la plus postérieure reste ouverte et se convertit en canal lacrymo-nasal (*Pl.* IV, *fig.* 1 et 5, *œ*, *r*, 1). Les os unguis ou lacrymaux font leur apparition dans ces bourgeons frontaux latéraux.

Si nous résumons en quelques mots les faits précédents,

nous pourrons dire qu'au-dessus de la grande ouverture d'entrée de la cavité viscérale de la tête (qui plus tard s'appellera *bouche*) se développe un arc viscéral ou lobe maxillaire supérieur sérialement homologue aux autres arcs branchiaux placés au-dessous. L'ouverture buccale n'est donc à proprement parler qu'une fente viscérale qui, au lieu de s'oblitérer en totalité ou en partie comme ses homotypes, tend au contraire à se dilater. Ce qui nous confirme dans cette manière de voir, c'est que dans les premiers temps de la formation (du quinzième au dix-huitième jour pour l'embryon humain) la fente qui sépare l'arc maxillaire supérieur de l'arc situé immédiatement au-dessous est tout à fait semblable dans son aspect aux autres fentes viscérales. (Voyez le beau dessin d'un embryon humain de quinze à dix-huit jours, dans l'ouvrage de M. Coste.) Dans ce premier arc viscéral, homotype des arcs hæmataux du tronc, apparaissent des pièces du squelette qui par suite sont homologues à des éléments vertébraux, et à ces pièces viennent s'ajouter encore les productions lacrymales et intermaxillaires. Si l'on jette un coup d'œil sur la situation respective de tous ces organes, on se convaincra que l'arc hæmatal se détache de la région qui correspond au vomer et à l'ethmoïde, qu'il s'unit en arrière au segment suivant, et qu'en vertu de la loi du balancement des organes son volume l'emporte de beaucoup sur celui de la partie neurale.

Deuxième arc viscéral ou premier arc viscéral de Reichert et la plupart des auteurs. — Les pièces squelettiques qui prennent naissance dans le second arc viscéral s'offrent à nous sous des formes si variées dans les mammifères, les oiseaux et les poissons, qu'il convient de procéder à leur description avec le plus grand soin.

Le second arc branchial (*Pl.* II et III, n° 5, et *Pl.* IV, n° 2) part de la région du sphénoïde antérieur, au-dessous du ganglion de Gasser ; puis il descend en bas et en avant pour se réunir avec son congénère du côté opposé sur la ligne médiane. Ainsi constituée, cette lame limite la face inférieure de l'ouverture de la cavité viscérale céphalique, en décrivant une courbe parabolique assez régulière.

Suivant Rathke et Reichert, on aperçoit dans son épaisseur une strie cartilagineuse qui précède l'apparition des éléments osseux. Cette strie ne tarde pas à se diviser en deux portions : une supérieure plus petite qui deviendra l'enclume, et une inférieure plus longue qui sera le cartilage de Meckel. Indépendamment de ces parties qui naissent directement de la strie cartilagineuse primitive, on voit dans le blastème déposé dans la fente viscérale qui sépare le second arc branchial du troisième, se former le tympanique, la cavité du tympan et le conduit d'Eustache. Enfin, le maxilaire inférieur se développe dans la masse blastématique qui entoure le cartilage de Meckel. Mais il ne suffit pas d'énoncer le nom de ces organes, il faut encore les étudier dans leurs métamorphoses et leurs rapports réciproques. Les travaux de Reichert et de M. Goodsir vont nous aider dans cette description.

La strie cartilagineuse primitive, avons-nous dit, se divise en deux portions inégales quant à leur longueur. La portion supérieure ou postérieure, qui doit constituer l'enclume chez les mammifères, rattache l'arc viscéral au crâne et garde toujours ses rapports avec le cartilage de Meckel (marteau et apophyse grêle ou antérieure). Ses autres connexions avec le ptérygoïde s'effacent peu à peu chez l'homme et les mammifères, mais reparaissent dans toute leur pureté chez les oiseaux par exemple.

Cette portion de la strie cartilagineuse qui se convertit en enclume dans les vertébrés supérieurs, prend le nom d'os carré dans les oiseaux. Je crois qu'il convient cependant de faire remarquer que l'os carré est un os composé téléologiquement de l'enclume et du tympanique; le soutien qu'il fournit généralement à la membrane du tympan nous semble autoriser cette conclusion. Dans le blastème déposé près de la partie supérieure de la fente viscérale sous-jacente au deuxième arc, apparaît le tympanique comme un arc renversé servant à tendre la membrane du tympan. Les productions qui tirent leur origine de cette même masse blastématique (tympan et conduit d'Eustache) se replient en dedans et enferment ainsi dans la caisse l'enclume et la portion la plus supérieure du cartilage de Meckel (marteau). Malgré cette disposition, qui pourrait faire méconnaître la véritable origine de l'enclume et du marteau, on voit constamment un vestige du cartilage de Meckel (apophyse grêle ou antérieure du marteau) sortir de la caisse du tympan par la scissure de Glaser et s'attacher au maxillaire inférieur.

La seconde division, ou partie inférieure de la strie cartilagineuse primitive, se convertit en cartilage de Meckel qui d'abord très-étendu se trouve bientôt enveloppé, dans sa portion antérieure, par un dépôt de blastème servant d'origine à l'os maxillaire inférieur. Ce cartilage de Meckel se transforme en marteau qui s'articule avec l'enclume, et en apophyse grêle qui, traversant la scissure de Glaser, s'unit au maxillaire inférieur. Cette dernière métamorphose n'a lieu qu'à une période assez avancée, car on peut facilement, sur un fœtus humain de deux à trois mois et même au-delà, isoler le cartilage de Meckel en arrachant la mâchoire inférieure. Cette préparation est fort simple et montre en même temps que la partie inférieure de ce cartilage se loge dans une gouttière parfaitement dessinée sur la face interne de l'os maxillaire. Si l'on a égard à la connexion fondamentale du cartilage de Meckel (marteau) avec l'enclume, d'une part, et avec le maxillaire inférieur qui s'est développé autour de lui, d'autre part, on ne peut s'empêcher de retrouver cet organe dans les vertébrés ovipares, où il porte le nom d'os articulaire.

Dans les poissons, l'appareil tympano-maxillaire est un arc hæmatal des mieux caractérisés ; il s'attache au crâne dans le segment présphénoïdal, et descend en bas et puis en avant pour se souder avec celui du côté opposé. Les diverses pièces de cet appareil ont pris naissance dans le second arc viscéral et correspondent très-probablement aux organes que nous avons vus se développer dans cette lame branchiale chez les mammifères et les oiseaux. On pourrait dans ce cas, si les preuves étaient plus rigoureuses, dire avec M. Goodsir que la pièce articulaire de la mâchoire inférieure du poisson est la partie malléale du cartilage de Meckel, que l'hypotympanique n'est qu'une enclume, comme du reste son rapport avec le ptérygoïdien tendrait à le faire croire ; l'épitympanique deviendrait le tympanique du mammifère et le prétympanique un squamosal. Je n'insiste pas plus longuement sur ces faits, car nous aurons encore à y revenir à propos de l'arc hæmatal tympano-mandibulaire.

Troisième et quatrième arcs viscéraux (*2ᵉ et 5ᵉ arcs des auteurs*). — Les pièces du squelette céphalique qui tirent leur origine de ces arcs viscéraux, sont principalement affectées à l'appareil hyoïdien. Leur mode d'apparition est assez facile à déterminer ; voici en peu de mots comment il a lieu.

Le troisième arc branchial est attaché supérieurement à la région auditive et présente, comme l'arc que nous venons d'étudier, une strie cartilagineuse qui se segmente en plusieurs parties. La division supérieure, logée dans la caisse du tympan, se transforme bientôt en étrier, muscle de l'étrier et pyramide ; ces organes, par suite du développement de l'appareil auditif, sont refoulés en bas, de telle sorte qu'ils se placent presque à angle droit sur le second segment de la strie cartilagineuse. Cette seconde division, qui n'est autre que l'apophyse styloïde (stylohyal d'une manière plus générale), s'ankylose de bonne heure chez le fœtus humain avec le mastoïde. Cette apophyse se continue en bas par une partie ligamenteuse (ligament stylo-hyoïdien de l'anatomie humaine) ou osseuse (un grand nombre d'animaux), qui enfin vient se fixer sur le corps de l'hyoïde, dont la formation appartient au quatrième arc viscéral. La partie inférieure toujours osseuse qui termine en bas l'appareil suspenseur de l'hyoïde, prend le nom de petites cornes ou cornes antérieures.

Le quatrième arc branchial part de la région occipitale et descend en bas en décrivant une courbe concentrique au troisième arc dont il est séparé par une fente. La strie cartilagineuse se divise en quatre parties dont les deux supérieures disparaissent sans donner naissance à des organes permanents. Les deux divisions inférieures forment d'abord les grandes cornes ou cornes postérieures, et puis le corps de l'os hyoïde.

Enfin, le cinquième arc viscéral des mammifères produit des parties molles, des vaisseaux... qui n'ont aucun rapport avec le squelette de la face; aussi son étude ne nous occupera-t-elle pas en ce moment.

D'après l'esquisse du développement du squelette céphalique que nous venons de tracer, on voit que les recherches

embryologiques confirment les données fournies par l'examen des pièces osseuses de la tête, et que M. Bischoff[1] a eu
raison de dire que : « pour bien comprendre la formation et
le développement du squelette de la tête, il faut avant tout
faire attention à une chose, c'est que ce squelette est disposé
d'après un type, supérieur sans doute, mais d'ailleurs analogue à celui de la colonne vertébrale, comme le cerveau nous
représente une partie plus développée de la moelle épinière. »

[1] *Loc. cit.*, pag. 385.

CHAPITRE VI

Des vertèbres céphaliques.

> « Nous ne pouvons estre tenus au-delà de nos
> forces et de nos moyens. A cette cause, par ce
> que les effects et exécutions ne sont aulcunement
> en nostre puissance, et qu'il n'y a rien à bon
> escient en nostre puissance, que la volonté. »
> MONTAIGNE; *Essais*. Paris, 1796,
> liv. I, pag. 32.

Ce chapitre sera consacré en entier à la description des vertèbres céphaliques. Je le divise en quatre parties, dont chacune renfermera ce qui est relatif aux segments BASILAIRE, POTSPHÉNOÏDAL, PRÉSPHÉNOÏDAL et VOMÉRIN. Je prie le lecteur de suivre les descriptions sur les planches qui accompagnent ce mémoire, et que je regarde comme indispensables dans ces sortes de recherches.

Toute vertèbre, avons-nous dit à plusieurs reprises, se compose de deux arcs aboutissant à un centre commun : un arc supérieur en rapport avec les centres nerveux (arc *neural*), un inférieur qui entoure les organes de la vie végétative (arc *hæmatal* [1]). A cette vertèbre, qui est ainsi ramenée

---

[1] Cette dénomination est vicieuse, car l'arc hæmatal a pour principal caractère d'envelopper une portion du tube alimentaire et non pas seulement le cœur ou des vaisseaux sanguins.

à sa forme la plus élémentaire , peuvent s'ajouter de nouvelles pièces simples ou complexes, indivises ou multi-articulées (*appendices*). L'arc neural est dû à la réunion de plusieurs éléments vertébraux distingués en *neurapophyses* et *neurépine* qui prennent toujours naissance dans les lames dorsales de l'embryon. L'arc hæmatal à son tour comprend une série de pièces osseuses, cartilagineuses ou fibreuses , qui ont reçu les noms de *pleurapophyses* , *hæmapophyses* et *hæmépine*. Le caractère fondamental de l'arc hæmatal , à notre avis du moins , est que ses éléments tirent leur origine des lames ventrales ou parois de la cavité viscérale de l'embryon , de telle manière que les os en chevron , l'apophyse perforée pour le passage de l'aorte, qu'on trouve sous le basilaire des cyprins, etc., ne sont pas pour nous des arcs hæmataux, par cette double raison qu'ils n'enveloppent pas une partie du tube digestif et qu'ils ne naissent pas des lames ventrales de l'embryon. A l'arc hæmatal peut s'attacher un *appendice* plus ou moins complexe, qui le plus souvent ne sert qu'à réunir les segments entre eux. Les termes *zygapophyse* et *parapophyse* sont très-convenables , comme servant à désigner les apophyses articulaires et transverses.

L'ensemble des diverses parties que nous venons d'énumérer constitue la *vertèbre typique*, mot qui indique ainsi une forme particulière que la substance osseuse tend à revêtir dans toute l'étendue de l'axe vertébral , et qui est toujours virtuellement présente dans chaque vertèbre. Nous avons déjà indiqué, aux pages 112, 84 et 129 de ce Mémoire, la manière dont Geoffroy Saint-Hilaire, M. Lavocat et M. Owen construisent la vertèbre typique.

VERTÈBRE OCCIPITALE.

POISSONS.

La vertèbre occipitale se compose de six pièces : deux impaires et médianes (*basilaire* et *suroccipital*) et quatre latérales (*exoccipitaux* et *paroccipitaux*).

BASILAIRE. — Le basilaire (n° 1) est le corps de la vertèbre occipitale. Situé sur le même plan horizontal que les autres corps vertébraux rachidiens, il présente en arrière, de même que ces derniers, une dépression conique remplie de substance gélatiniforme. Le basilaire a pour caractères principaux de s'articuler : postérieurement, avec le corps de la première vertèbre rachidienne; en avant, au moyen d'une série de dentelures très-minces, mais très-allongées, avec le postsphénoïdal (n° 5); sur les côtés, avec les exoccipitaux (n° 2). Il est généralement en rapport avec la moelle allongée. Son aspect varie un peu suivant les espèces, mais il est toujours très-facilement reconnaissable à ses connexions avec les os voisins, à sa position, à sa concavité articulaire postérieure. Le basilaire est toujours plus épais en arrière qu'en avant, où il se décompose en lamelles articulaires pour le sphénoïde.

Sa face inférieure, convexe et assez régulièrement lisse, ne présente des saillies antéro-postérieures que sur la ligne médiane et repose sur le sphénoïde. Cette face peut, en outre, donner naissance à une apophyse inférieure perforée pour le passage de l'aorte (*cyprins*).

La face supérieure est concave; chez les gades, elle présente deux dépressions latérales renfermant les otolithes. La crête qui sépare ces excavations l'une de l'autre peut être très-accusée (*turbot, dorade*) ou creusée d'une cavité.

Les bords latéraux du basilaire, rugueux, larges, dentés, s'articulent avec les exoccipitaux (n° 2).

Exoccipitaux. — D'une forme très-variable, ces os (n° 2) ont néanmoins une position et des rapports tels que leur homologie est facile à établir.

Ils s'articulent en bas avec les bords du basilaire (n° 1); quelquefois même ils s'avancent l'un vers l'autre et s'unissent sur la ligne médiane, de telle sorte que le basilaire ne prend aucune part à la formation de la cavité crânienne. En arrière, chaque exoccipital se relie par une véritable surface articulaire à la pièce latérale correspondante de la première vertèbre rachidienne. En haut et en dehors, ils se mettent en rapport avec le paroccipital (n° 4) et le mastoïde (n° 9); en haut et en dedans, avec le suroccipital (n° 3).

Leur face externe est convexe. — Leur face interne, ordinairement divisée en deux étages, concourt à former un étage inférieur logeant les otolithes et un étage supérieur en contact avec l'encéphale.

Ces os, constamment perforés par une paire nerveuse crânienne, sont les homotypes des lames vertébrales des vertèbres rachidiennes.

Paroccipitaux. — Ces pièces osseuses (n° 4), d'un petit volume, sont enclavées entre les exoccipitaux (n° 2), le suroccipital (n° 3) et le mastoïde (n° 9). Elles forment une forte saillie (*gades, saumons*) dirigée en arrière et servant à l'articulation d'une des deux branches du surscapulaire. Bojanus, dans la *figure* 190, lettre *d*, de son *Parergon*, appelle le paroccipital *os petrosum seu labyrinthicum*, ce qui est une erreur. Nous verrons, en effet, un peu plus tard que le rocher est tout à fait indépendant du paroccipital, et que ce dernier représente une parapophyse du segment occipital.

Suroccipital. — Généralement formé de deux lames osseuses se coupant à angle droit, cet os (n⁰ 5) appartient sans aucun doute à l'occipital. Cuvier[1] et Geoffroy, se laissant tromper par son prolongement antérieur, l'ont désigné sous le terme d'interpariétal. Le suroccipital peut quelquefois écarter les pariétaux (n° 10) et s'articuler avec l'extrémité postérieure du frontal (*morue*, *perche*) ; mais chez d'autres poissons, au contraire (*carpe*, *brochet*), il s'arrête dans l'angle rentrant des pariétaux, et ces derniers, se réunissant entre eux sur la ligne médiane, forment la suture sagittale.

La crête qui surmonte le suroccipital est très-prononcée (*coryphènes*, *gades*, *muges*), ou manque presque entièrement (*loup de mer*).

L'arc neural se trouve complété par cette pièce qui devient une neurépine, de telle façon que dans leur groupement les pièces occipitales représentetn une vertèbre :

1⁰ Centrum — *basilaire*.

2⁰ Neurapophyses — *exoccipitaux*.

5⁰ Neurépine — *suroccipital*.

4⁰ Parapophyses — *paroccipitaux*.

Quant à l'arc inférieur ou viscéral, il sera décrit en même temps que celui de la vertèbre pariétale, ces deux arcs tirant leur origine de l'appareil hyoïdien.

---

[1] Cuvier dit cependant (*Hist. des poissons*, pag. 236) que cet os pourrait être appelé occipital supérieur dans la carpe, chez laquelle les deux pariétaux s'articulent en formant une suture sagittale.

REPTILES.

Nous prendrons comme type la tête du crocodile, réservant pour un article à part l'étude des modifications que les os du crâne et de la face subissent chez les tortues, les ophidiens et les batraciens.

La vertèbre occipitale, chez le crocodile, se compose de quatre pièces : deux médianes et impaires (*basilaire* et *sur-occipital*), deux latérales et paires (*exoccipitaux*).

Basilaire. — Le basilaire (n° 1) continue la ligne ou plan des corps des vertèbres rachidiennes. Il porte en arrière un condyle unique et convexe, semblable à celui des vertèbres cervicales. — En avant, il s'articule par une surface très-étendue transversalement avec le postsphénoïde (n° 5); ses bords latéraux s'unissent dans toute leur longueur aux exoccipitaux (n° 2).

La face supérieure concave est en rapport avec les centres nerveux. — La face inférieure offre sur la ligne médiane une forte apophyse antéro-postérieure, analogue à celles qu'on trouve sur la face correspondante des vertèbres cervicales.

Le condyle occipital, s'intercalant entre les exoccipitaux, prend part à la formation du trou occipital.

Exoccipitaux. — Situés de chaque côté au-dessus et en dehors du basilaire, ces os (n° 2) ont une face postérieure verticale en haut, oblique en avant et en bas. Cette face, très-large supérieurement, se prolonge sur les parties latérales en une forte apophyse qui n'est qu'un paroccipital soudé (dans les *chéloniens*, ces os exoccipitaux et paroccipitaux reprennent leur individualité au même degré que dans les poissons). ·

La face antérieure est creusée de cavités, trous, cellules, faisant partie de l'oreille interne ; cette cavité labyrinthique (*otocrâne* d'Owen) se trouve complétée par le suroccipital (no 3), les alisphénoïdes (no 6) et les rochers (no 7), comme nous le ferons remarquer plus loin.

La face interne ou crânienne des exoccipitaux se met en rapport avec les centres nerveux ; elle présente en avant une sorte de boursoufflure à convexité saillante dans la cavité crânienne à concavité externe ou otocrânienne. Cette partie s'articule en haut avec le suroccipital, en avant avec l'alisphénoïde, en bas avec une petite pièce osseuse que nous reconnaîtrons être le rocher.

Le bord supérieur, formé par deux lignes droites se rencontrant à angle aigu ouvert en bas, s'unit en haut avec le mastoïde (no 9), et en haut et en dedans avec le suroccipital (no 5).

Le bord externe, oblique de haut en bas, de dehors en dedans, s'articule par une large surface avec le tympanique (no 25).

Le bord inférieur s'unit aux bord latéraux du basilaire (no 1).

Le bord interne, échancré dans toute son étendue, forme avec celui du côté opposé les neuf dixièmes de la circonférence du trou occipital, d'où il suit que les exoccipitaux, séparés en bas par le basilaire, se rejoignent en haut sur la ligne médiane.

Enfin, ces os livrent passage, au moyen de trous ou échancrures, aux dernières paires nerveuses crâniennes.

SUROCCIPITAL. — D'une forme assez régulièrement pentaédrique, cet os (no 3) a une face postérieure losangique appartenant au plan postérieur du crâne. Sa face supérieure est recouverte en grande partie par le pariétal (n° 10). Ses autres faces, ainsi que son épaisseur, sont creusées de vastes cellules qui communiquent, les unes avec les cellules osseuses du mastoïde, les autres avec l'oreille interne.

Le suroccipital s'articule : en avant et en haut avec le pariétal (n° 10), en avant et en bas avec l'alisphénoïde (n° 6); de plus, il s'unit en dehors avec le mastoïde (n° 9), et en bas avec l'exoccipital (n° 2) de son côté.

Envisagée dans son ensemble, la portion neurale de la vertèbre occipitale du crocodile présente la plus grande analogie avec l'atlas de ce même animal. Il suffit d'indiquer cette ressemblance, sans qu'il soit nécessaire d'entrer dans de plus amples détails à cet égard.

MODIFICATIONS DES PIÈCES OCCIPITALES CHEZ LES AUTRES
REPTILES.

Ces modifications portent sur le nombre et sur le volume des pièces osseuses, en même temps que sur la part que ces dernières prennent à la formation du condyle.

Dans les tortues (de même que dans les *caméléons*) nous retrouvons les six pièces occipitales complètement séparées les unes des autres, à savoir : un *basilaire*, un *suroccipital*, deux *exoccipitaux* et deux *paroccipitaux*. Toutes ces pièces, dans leur mode de groupement, offrent la ressemblance la plus frappante avec une vertèbre rachidienne (*Pl.* VIII, *fig.* 2). Le suroccipital peut, ou ne pas présenter de saillie postérieurement, ou, au contraire, donner naissance à une apophyse très-forte. Ce dernier cas s'observe dans les tortues d'eau douce, ou emys, et surtout dans les tortues molles, ou tryonix. (Consultez les dessins de Cuvier, dans la Planche XI, tome V (*bis*), des Ossements fossiles.)

Le condyle unique du crocodile semble, dans la plupart des ophidiens, des chéloniens et des lézards, se subdiviser en trois portions contiguës appartenant : la moyenne au basilaire, les deux latérales aux exoccipitaux. Dans les batraciens, les choses changent un peu, puisque ce sont les exoccipitaux qui portent chacun un condyle complet en forme de larme renversée (Dugès).

Les pièces osseuses qui constituent le trou occipital sont : les exoccipitaux seulement (*batraciens*) ; les exoccipitaux avec le basilaire (*crocodiles*, la plupart des *ophidiens*, quelques *tortues*) ; les exoccipitaux, le suroccipital et le basilaire à la fois (*chéloniens*).

L'occipital des batraciens est réduit à l'état d'un simple anneau formé dans toute son étendue par les exoccipitaux, qui se rejoignent en haut et en bas. Cependant Dugès n'hésite pas à dire que l'absence du basilaire et du suroccipital n'est qu'apparente, car on trouve un basilaire sous la forme d'une partie cartilagineuse ordinairement cachée par le sphénoïde et située entre les exoccipitaux et les rupéo-ptéréaux. Cette partie est très-étroite dans la grenouille, plus large dans le crapaud, et même d'une consistance presque osseuse dans le *Bombinator fuscus*[1]. Quant au suroccipital, ce serait, toujours d'après Dugès, une portion cartilagineuse située entre les rochers et les exoccipitaux, enfoncée sous les pariétaux, et visible seulement après l'ablation des fronto-pariétaux[2]. Ce fait du recouvrement d'une partie par une autre partie plus volumineuse ne doit pas trop nous étonner : nous avons vu, en effet, que, chez les crocodiles et les tortues, une grande

---

[1] Dugès ; Ostéologie et myologie des batraciens. Paris, 1834, pag. 50, et pl. I, fig. 7 *f*.

[2] *Loc. cit.*, pag. 49, pl. I, fig. 6 *e*.

étendue du suroccipital disparaît sous le pariétal, et nous signalerons plus tard un fait à peu près analogue chez les oiseaux, où le sphénoïde cache une portion du basilaire.

OISEAUX.

Les diverses pièces osseuses du crâne se soudent de très-bonne heure chez les oiseaux ; aussi faut-il avoir recours à de jeunes sujets, si l'on veut acquérir des connaissances exactes sur l'ostéologie de ces animaux. Cependant il est d'observation que chez les oiseaux qui ne volent pas , tels que l'autruche et le casoar par exemple, les centres d'ossification gardent plus longtemps leur individualité.

L'occipital de l'oiseau , de même que celui du crocodile, comprend quatre pièces : deux médianes et impaires (*basilaire* et *suroccipital*), deux latérales (*exoccipitaux*).

BASILAIRE. — Le basilaire (n° 1) n'est plus situé , comme chez les poissons et les reptiles , dans le même plan que le corps des vertèbres cervicales , mais cette différence ne détruit en rien son homologie générale.

Sa face supérieure concave est en rapport avec les centres nerveux. — Sa face inférieure convexe, lisse , peut porter sur la ligne médiane et dans le sens antéro- postérieur une crête saillante ou même une apophyse (*autruche*) analogue à celle qu'on retrouve sous les corps vertébraux de certaines régions.

Son extrémité antérieure se met en rapport avec le post-sphénoïde (n° 5). — Son extrémité postérieure présente un condyle unique convexe s'articulant avec la première vertèbre cervicale. Le volume et la forme de ce condyle varient un peu suivant les oiseaux : il peut être très-considérable (*grimpeurs, perroquets, oiseaux de proie*), excessivement petit (*passereaux*), assez régulièrement arrondi ou échancré à sa partie supérieure, d'où sa ressemblance avec une châtaigne ou un cœur de carte à jouer (*gallinacés*, quelques *canards*).

EXOCCIPITAUX. — Situés de chaque côté et au-dessus du basilaire, ces os (n^c 2) prennent part à la formation du condyle occipital.

Ils s'articulent avec le suroccipital (n° 3) en haut et en dedans, avec le mastoïde (n° 9) en haut et en dehors, avec le basilaire (n° 1) en bas. Ces os sont perforés pour le passage des derniers nerfs crâniens et logent une partie du labyrinthe. — De chaque côté l'exoccipital envoie une crête ou apophyse osseuse qu'on peut regarder comme un paroccipital (n° 4) soudé. — Le trou occipital est formé par le basilaire, les exoccipitaux et le suroccipital.

SUROCCIPITAL. — L'augmentation de volume du suroccipital (n° 3) correspond au développement plus considérable de l'encéphale chez les oiseaux. — La face supérieure de ces os est généralement lisse, squameuse, aplatie, mais néanmoins elle présente quelquefois une apophyse assez saillante (*plongeons*, *oies*, *oiseaux de proie*).

MAMMIFÈRES.

Quatre pièces osseuses, d'abord indépendantes mais bientôt réunies entre elles après la naissance, forment l'occipital des mammifères. Il faut donc, de même que pour les oiseaux, étudier l'ostéologie sur des fœtus et puis sur des adultes; cependant beaucoup de marsupiaux, les lamantins, etc., gardent ces pièces distinctes pendant un temps assez long.

Les modifications innombrables que les parties osseuses nous offrent dans les mammifères ne doivent pas nous arrêter ici ; nous n'avons en effet qu'à rechercher les homologies spéciale et générale, et non les différences de forme, volume, etc. Nous ne mentionnerons que les faits les plus importants.

Basilaire. — Mêmes rapports pour cet os (n° 1) que dans tous les autres vertébrés. Il s'articule en avant avec le post-sphénoïde (n° 5) et s'unit en arrière à l'atlas au moyen de ligaments et de surfaces articulaires. Sur les côtés, il touche à l'exoccipital (n° 2), au rocher (n° 7), au mastoïde (n° 9) et au pariétal (n° 10).

Sa face inférieure, ordinairement plane, présente une dépression remarquable chez le castor, les dauphins, ou quelquefois, au contraire, un tubercule plus ou moins saillant. Ce tubercule rappelle le tubercule pharyngien du basilaire humain et, à un degré moindre, la saillie volumineuse du crocodile et de l'autruche.

Sur sa face supérieure, lisse et concave, reposent les centres nerveux (*bulbe rachidien* et *protubérance annulaire*).

Le basilaire est mince mais très-large dans les dauphins, chez lesquels il se prolonge latéralement en deux ailes osseuses ; il est étroit, au contraire, et isolé des os voisins dans le dugong.

Exoccipitaux. — Les exoccipitaux (n° 2) conservent les connexions que nous leur avons assignées. Ils portent des condyles articulaires variables dans leur forme, leur volume et leur direction. Ainsi, ces condyles sont peu saillants dans les hippopotames, volumineux dans les dauphins et les monotrêmes. Placés presque transversalement dans les cheiroptères, les dauphins, ils tendent à se rejoindre en bas dans les ruminants et les rongeurs, et ne sont plus séparés l'un de l'autre que par une simple ligne dans le chameau et l'antilope;

enfin, dans le castor et le cabiai ils se touchent complètement. Ces faits nous montrent dans les mammifères une tendance à la fusion des deux condyles occipitaux, c'est-à-dire
un acheminement vers la forme plus simple du condyle unique des vertébrés ovipares.

Les exoccipitaux donnent naissance de chaque côté à un
paroccipital (nº 4), pris à tort pour le mastoïde (nº 9) par
Cuvier et Meckel. Ce paroccipital, appelé apophyse paramastoïdienne ou jugulaire par quelques auteurs, a des di-
mensions différentes dans les mammifères ; il atteint son
summum de développement dans les pachydermes, les kan-
guroos, le cabiai ; il est faible, au contraire, dans l'hippopotame, l'écureuil, et disparaît dans les tatous et les quadrumanes.

Suroccipital. — Dans les mammifères, cette partie (nº 5)
de l'occipital devient encore plus étalée et plus squameuse
que dans les oiseaux ; c'est une conséquence naturelle du
développement plus considérable de l'encéphale.

Le suroccipital s'articule en avant et sur les côtés avec les
pariétaux (nº 10) et une partie du mastoïde (nº 9.) Son sommet peut, dans certains cas, s'engager entre les pariétaux et
arriver plus ou moins loin sur le vertex.

Le suroccipital est largement étalé dans les morse, phoque,
taupe, éléphant, quadrumane. Tantôt il ne sert qu'à former
une portion de la paroi postérieure aplatie du crâne ; tantôt,
comme dans la plupart des édentés, solipèdes, les ruminants, quelques pachydermes, il se compose de deux lames
unies à angle droit ; la lame supérieure appartient à la voûte
crânienne, la lame inférieure à la paroi postérieure de la tête.

Quant à la position du trou occipital, on sait qu'elle varie suivant le mode de locomotion des animaux. Daubenton,
le premier, a montré aussi qu'en descendant l'échelle ani-

male on observe des mammifères de moins en moins intelligents, et que par suite le trou occipital tend à perdre sa position vers le milieu de la base du crâne ainsi que la direction horizontale qu'il offre chez l'homme. Il se rapproche de la face postérieure du crâne en même temps qu'il devient vertical. Dans les cétacés, il est dirigé obliquement en haut et anticipe sur la face supérieure de la tête ; il paraît être situé de la même manière dans le toxodon et le dinothérium. Les singes inférieurs ont un trou occipital presque vertical, tandis que chez ceux qui se rapprochent le plus de notre espèce cette ouverture est presque horizontale. Dans un magnifique et fort rare échantillon de ginah que j'ai sous les yeux et qui m'a été rapporté du Gabon par mon ami le docteur Aze , je vois que le trou occipital est situé vers le milieu de la face inférieure du crâne ; de plus, ce trou occipital est horizontal dans sa moitié antérieure , mais se relève en arrière des condyles pour se porter légèrement en haut, de telle façon que les deux moitiés antérieure et postérieure ne sont pas dans un même plan. N'est-ce pas une étude intéressante et instructive que celle qui nous fait assister en quelque sorte aux modifications insensibles que la nature a imprimées à des organes analogues mais différents au premier aspect ?

HOMME.

Tous les os crâniens atteignent chez l'homme leur summum de développement, par suite du volume énorme de l'encéphale.

Basilaire. —— Plus long que large, cet os (n° 1) présente sur sa face supérieure ou cérébrale une gouttière sur laquelle reposent le bulbe rachidien et la protubérance annulaire. ——

Sa face inférieure est convexe et fournit un petit tubercule (*tubercule pharyngien*) qu'on peut comparer aux saillies ou apophyses que nous avons décrites sur la face inférieure du basilaire du crocodile et de l'autruche.

En arrière, il est tranchant ; il prend part à la formation du trou occipital et se réunit à l'arc antérieur de l'atlas et à l'apophyse odontoïde [1] (corps de la première vertèbre cervicale) au moyen de ligaments. — En avant, il se met en rapport avec le postsphénoïde (n° 5) et se soude si rapidement avec cet os, que Meckel les a décrits collectivement sous le nom d'os sphéno-occipital.

Exoccipitaux. — Ces pièces occipitales (n° 2) supportent deux condyles convexes situés sur un plan horizontal, et dirigés de dedans en dehors et d'avant en arrière. Ces condyles sont reçus dans deux dépressions creusées sur la face supérieure des masses latérales de l'atlas.

Les exoccipitaux s'articulent en dehors avec le mastoïde (n° 9), et se soudent bientôt au suroccipital (n° 3) et au basilaire (n° 1) ; ils sont perforés par un trou (*trou condylien antérieur*) à travers lequel passe le nerf grand hypoglosse.

Leurs bords latéraux sont échancrés tout à fait en bas, et cette échancrure s'ajoutant à une dépression semblable du rocher donne naissance au trou déchiré postérieur par où sortent les nerfs pneumo-gastrique, glosso-pharyngien et spinal.

Un fait digne de remarque, c'est que la ligne rugueuse décrite par Sœmmering comme *eminentia aspera musculum*

---

[1] L'apophyse odontoïde appartient à l'atlas et non à l'axis. M. Robin a prouvé que la notocorde traverse cette apophyse, qu'on doit regarder comme le véritable corps de la vertèbre atlas.

rectum lateralem excipiens, est rigoureusement un paroccapital (n° 4). Nous avons été assez heureux pour trouver dans la magnifique collection de têtes que le professeur Dubrueil a léguée à la Faculté de médecine de Montpellier, un crâne sur lequel la ligne rugueuse en question était convertie en une véritable apophyse semblable, quant à son aspect et à sa position, au paroccipital (apophyse paramastoïdienne de quelques auteurs) des mammifères. Nous donnons des dessins de cet occipital dans notre *Pl.* I, *fig.* 1 et 2 : la figure 1 représente l'occipital par sa face postérieure et inférieure; *e* est le trou occipital, *b* le condyle, *a* le paroccipital, beaucoup plus développé à gauche qu'à droite et vu en raccourci à cause de la position de l'os. Dans la figure 2, qui reproduit la même pièce anatomique mais vue d'une manière différente, *a* est le trou occipital, *b* le condyle, mastoïde et *d* le paroccipital. Ce dernier, placé de champ, *e* le est disposé de façon à montrer sa forme, son volume, sa direction.

SUROCCIPITAL. — Remarquable par sa grande étendue, son aspect lisse et squameux, le suroccipital (n° 3) s'engage en haut entre les deux pariétaux, et de ces articulations résulte la suture lambdoïde. Son extrémité ou angle supérieur se continue avec des os wormiens d'un volume variable, mais qui ont quelquefois une dimension considérable (*os épactal* de Blasius) et sont les représentants de l'os interpariétal des mammifères.

Le suroccipital, d'abord distinct des exoccipitaux (n° 2), se réunit à eux peu de temps après la naissance.

RÉSUMÉ.

Après l'étude analytique que nous venons de faire, il convient de rechercher la valeur ou la *signification* des pièces osseuses et de reconstituer ainsi le segment occipital.

La difficulté n'est pas grande en ce qui concerne la partie neurale de ce segment ; ici, en effet, les divers éléments vertébraux apparaissent dans toute leur pureté. Le basilaire représente un *centrum* d'où s'élève une paire de *neurapophyses* (exoccipitaux) surmontée d'une *neurépine* (suroccipital). Cet arc neural est complété de chaque côté par une *parapophyse* (paroccipital).

Que le basilaire garde son individualité (*poissons, reptiles*), ou qu'il se soude de bonne heure aux exoccipitaux (*oiseaux, mammifères, homme*), ses rapports avec l'atlas et le basisphénoïde d'une part, et avec les centres nerveux d'autre part, suffisent dans tous les cas pour établir son homologie générale comme corps de vertèbre. Cette détermination ne peut souffrir aucun doute, et les antagonistes de la théorie vertébrale de la tête sont obligés de convenir eux-mêmes de cette analogie. La nature, du reste, semble en quelque sorte aplanir les obstacles, et nous montrer une transition insensible entre deux régions (tête et tronc) aussi dissemblables au premier abord. Elle multiplie les analogies, et nier ces dernières ce serait nier la vérité la plus évidente. Considérez le basilaire situé sur le plan du rachis (*Pl.* X, *poissons* et *reptiles*) ou formant avec cette partie une courbe antérieure (*Pl.* X, *oiseaux, homme*), et vous le verrez toujours manifestement continuer la série des corps vertébraux.

De chaque côté du basilaire partent les exoccipitaux, dont

les connexions établissent le caractère neurapophyséal. Ils sont en rapport avec le centrum, livrent passage aux derniers nerfs crâniens, et protégent les parties latérales de la moelle allongée et du cervelet. Ces neurapophyses envoient en dehors une parapophyse distincte chez les vertébrés inférieurs (*poisson*, *tortue*), soudée au contraire aux exoccipitaux chez les vertébrés supérieurs (*oiseau*, *homme*). Cette parapophyse, plus ou moins saillante, donne attache au droit latéral, qui est le dernier muscle intertransversaire ; son homologie générale ne saurait être méconnue, si l'on examine cet élément vertébral sur le poisson, la tortue (*Pl.* VIII, *fig.* 2, nº 4), ou bien, malgré sa coalescence avec les exoccipitaux, sur les mammifères et l'homme (*Pl.* I, *fig.* 1).

Enfin, la neurépine ou suroccipital complète l'arc neural. Ici nous devons faire une remarque générale qui s'appliquera non-seulement à cette partie osseuse, mais encore à ses homotypes dans les autres segments céphaliques : le suroccipital du poisson est une lame verticale ne prenant presque aucune part à la formation de la cavité crânienne, tandis que le suroccipital de l'homme, représenté par une lame aplatie, large, squameuse, entre pour une grande partie dans la composition de la voûte du crâne ; et cependant ces os sont rigoureusement homologues. Suivez le développement de plus en plus considérable de l'encéphale dans les vertébrés, et examinez en même temps les modifications successives subies par le suroccipital, vous verrez cet os, d'abord réduit à l'état d'une simple lame verticale (*poisson*) se dédoubler et s'étaler davantage (*oiseau*), et échanger son aspect apophyséal contre celui d'une large lame épanouie (*mammifères* et *homme*).

Il y a donc toujours un rapport direct entre le développement des centres nerveux et des arcs osseux qui les protégent, mais l'augmentation de volume ne masque en rien les homologies.

L'*arc hœmatal* de la vertèbre occipitale est constitué par les *thyrohyaux* ou grandes cornes de l'hyoïde. L'homologie de ces pièces osseuses n'a pas été indiquée, nous le croyons du moins; mais afin d'éviter des répétitions nombreuses, nous renverrons cette étude à la partie qui traite de l'appareil hyoïdien. (Voyez à l'article *vertèbre pariétale*.)

VERTÈBRE PARIÉTALE.

POISSONS [1].

Si, après avoir enlevé les pièces de l'occipital, on étudie la disposition des os dans la zone suivante ou pariétale, on ne tarde pas à se convaincre que l'arrangement de ces parties se fait toujours d'après le même type, c'est-à-dire le type vertébral. Nous trouvons en effet une colonne osseuse (*post-sphénoïde*) de chaque côté de laquelle s'élève une ceinture protectrice des centres nerveux (*alisphénoïdes* et *pariétaux*) et une apophyse transverse (*mastoïde*) dont le caractère para-pophyséal ne saurait être mis en doute. Entre les divers élé-ments de ce segment vertébral s'intercale une partie d'un volume très-variable suivant les animaux, mais qui, eu égard à sa signification, parfaitement indiquée par Oken, doit être rejetée de la liste des os de l'endosquelette : je veux parler du rocher.

POSTSPHÉNOÏDE [2]. — Placé sur le même plan que les cen-trums rachidiens et basilaire, il s'articule (n° 5) en arrière avec le basilaire (n° 1), et mérite le nom de corps de la ver-tèbre pariétale.

Cet os, appelé os de la base du crâne par quelques auteurs,

[1] Voyez pl. V et X.
[2] J'expliquerai, à propos de la vertèbre frontale, ce qu'on doit entendre par les termes postsphénoïde et présphénoïde.

est allongé, volumineux , plus large à sa partie moyenne qu'à
ses extrémités. — Sa face inférieure convexe est lisse et libre. — Sa face supérieure, légèrement concave dans la plupart des espèces, appartient à la cavité crânienne. En avant,
cette face sert de support à une cloison fibreuse ainsi qu'à un
petit os décrit comme un sphénoïde antérieur par Cuvier, et
comme un sphénoïde supérieur par Hallmann. Nous en parlerons plus loin à propos de la vertèbre frontale.

ALISPHÉNOÏDE et ROCHER. — Les anatomistes sont en désac-
cord sur l'homologie spéciale de ces os.

Avant d'aborder cette question, il convient de rechercher
tout d'abord quels sont d'une manière générale les caractères
spéciaux à l'alisphénoïde et au rocher. Ces caractères une
ois reconnus , nous arriverons à une détermination exacte
des pièces osseuses en litige.

Envisagé chez tous les vertébrés , l'alisphénoïde présente
les caractères fondamentaux suivants :

1° Il contribue à la formation des parois latérales du
crâne ;

2° Il protége la partie de l'encéphale qui correspond aux
couches optiques ;

3° Il s'articule en bas avec le postsphénoïde ;

4° Il est rapport en arrière avec le rocher ;

5° Il est perforé d'un trou ou d'une échancrure laissant
passer la branche inférieure du nerf trijumeau, et quelquefois le nerf maxillaire supérieur.

Le rocher a des attributs bien différents :

1° Il peut être entièrement osseux, cartilagineux ou membraneux ;

2° Il fait partie intégrante de l'appareil auditif lui-même
et ne joue aucun rôle dans la composition vertébrale de la
tête ;

3° C'est, dit M. Owen, un *contentum* et non une *paries*.

En se basant sur ces données fournies par l'observation, on arrive à dire que l'alisphénoïde chez le poisson est cette partie osseuse (n° 6) qui s'articule en bas avec le postsphénoïde (n° 5), en haut avec le postfrontal (n° 22) et le mastoïde (n° 9), en avant avec l'orbitosphénoïde (n° 20), en arrière avec le rocher (n° 7). Cet os est perforé, soit d'un trou complet (*perche, carpe*), soit d'une simple échancrure (*morue*), à travers lesquels passe le nerf maxillaire inférieur. Cette différence dans la position et l'aspect du canal osseux transmettant au dehors le nerf maxillaire inférieur, n'obscurcit en rien l'homologie spéciale de l'alisphénoïde. L'examen comparatif des crânes des vertébrés nous montre que : chez l'homme et le singe [1], le trou ovale siège dans le tiers postérieur de l'aile sphénoïdale; chez certains mammifères (*mouton*), on le voit vers le milieu de la surface osseuse; chez le crocodile, c'est une échancrure formée aux dépens du bord antérieur de l'alisphénoïde et complétée par le bord correspondant de l'orbitosphénoïde ; chez la morue , enfin, l'analogue du trou ovale n'est plus qu'une incisure assez profonde intéressant le bord antérieur de l'alisphénoïde. Ces variétés dans la forme et la situation tiennent à une différence dans le développement des centres nerveux ; mais elles n'en rentrent pas moins dans la loi générale. Éclairé ainsi sur le fait de la constance du trou ovale comme appartenant à l'alisphénoïde , nous aurons là un guide qui nous mettra toujours sur la voie dans nos recherches d'homologie spéciale.

La face externe de l'alisphénoïde, convexe, ne présente rien de remarquable. La face interne, concave en arrière, est

---

[1] J'ai trouvé dans certains singes le trou ovale sous la forme d'une échancrure creusée sur le bord postérieur de la grande aile du sphénoïde.

saillante en avant ; elle fournit souvent un prolongement osseux transversal qui passe au-dessus du corps pituitaire ; cette face est encore en rapport avec les otolithes.

La pièce osseuse que nous venons de décrire, perforée pour le passage du nerf maxillaire inférieur, ne peut, d'après les caractères précédents, être qu'un alisphénoïde (Cuvier, Geoffroy Saint-Hilaire, Agassiz , Owen) et non un rocher (Hallmann, Stannius, Meckel [1]).

ROCHER. — Nous insisterons peu sur cet os (n° 7), puisqu'il nous est démontré qu'il ne contribue en rien à la formation des vertèbres céphaliques et qu'il n'appartient même pas à l'endosquelette.

Le rocher est un os en général d'un petit volume (*perche* et un grand nombre de *poissons*) , manquant quelquefois (*anguille*, *brochet*) , ou au contraire atteignant une dimension considérable (*gades*). Placé de chaque côté du crâne, il s'articule avec l'exoccipital (n° 2) en arrière, le mastoïde (n° 9) en haut, l'alisphénoïde (n° 6) en avant. Quand il est volumineux, il descend jusqu'au sphénoïde et au basilaire.

Stannius [2] a appelé mastoïdien la réunion de deux pièces osseuses dont la plus élevée est le vrai mastoïde et dont la seconde correspond à notre rocher. Geoffroy Saint-Hilaire a décrit le rocher sous le nom de in-rupéal, le mastoïde devenant un ex-rupéal.

MASTOÏDE. — La détermination rigoureuse du mastoïde

---

[1] Meckel (*Anat. comp.*, Paris, 1829, tom. II , pag. 475) discute cette question. — Bojanus dans son Parergon appelle *os iympanicum* (*Fig.* 189 *u*) notre alisphénoïde , tout en indiquant dans le milieu de cet os une ouverture (même *Fig.*, δ) par où s'échappe le nerf maxillaire inférieur. — Dugès se range à l'opinion de Meckel.

[2] Anatomie comparée. Paris, 1849, pag. 24.

(n° 9) chez le poisson offre de nombreuses difficultés. Considéré comme écaille du temporal par Spix, Hallmann et Agassiz, cet os a reçu de Cuvier et d'Owen la dénomination de mastoïde. Les raisons alléguées de part et d'autre semblent reposer sur la base la plus solide, les connexions, et néanmoins les résultats sont tout à fait opposés. D'où vient cette divergence d'opinions? La réponse nous semble facile : pour se faire en ostéologie une idée exacte d'un organe, il importe de ne pas borner ses recherches à une seule classe d'animaux, mais bien de les étendre à tous les vertébrés. On arrive par ce moyen à saisir les caractères généraux de l'organe que l'on étudie et, par suite, sa véritable signification. C'est la voie que nous allons suivre.

La question est de savoir quel est l'ensemble des caractères distinctifs du mastoïde et du squamosal, et, ces caractères étant connus, à quelle pièce osseuse du crâne il convient d'appliquer l'un ou l'autre de ces termes.

Prenons pour point de départ l'ostéologie de l'homme. Ici, point de doute, tous les anatomistes sont d'accord dans la description du mastoïde et du squamosal. Le mastoïde, dans le fœtus humain, naît d'un point d'ossification distinct des germes osseux voisins; mais bientôt, par le progrès du développement, il ne tarde pas à s'unir au rocher d'abord, puis au tympanique, et plus tard enfin au squamosal. Le mastoïde est en rapport : en arrière avec l'exoccipital et le suroccipital, en haut avec le pariétal, en avant avec le squamosal, en bas et en dedans avec le rocher et le tympanique. — Sa face externe sert de point d'attache à des muscles; sa face interne ou cérébrale arrive sur les canaux demi-circulaires et contribue à la formation de l'otocrâne; son épaisseur est creusée de nombreuses cellules communiquant par une large ouverture avec la caisse du tympan.

Parmi ces connexions, celles que le mastoïde affecte avec l'exoccipital, le suroccipital, le pariétal, le tympanique et la cavité otocrânienne sont les plus constantes ; on les retrouve chez tous les vertébrés vivipares et ovipares. Quant au rapport du mastoïde avec le squamosal, il n'y a rien de fixe de ce côté ; l'explication de ce fait découle de l'étude de l'homologie générale du squamosal, comme nous allons le démontrer.

Le squamosal (n° 8), malgré son grand volume et sa situation chez l'homme, ne constitue pas un élément crânien important. S'il apparaît dans le sujet humain comme partie protectrice de l'encéphale, il perd bien vite cette fonction, même chez la plupart des mammifères. Dans les ruminants déjà (examinez le crâne d'un mouton), le squamosal ne prend aucune part à la formation de la cavité crânienne ; il n'est que superposé aux parois latérales de la tête et n'affecte aucun rapport immédiat avec le centre nerveux. Dans l'échidné, qui sert pour ainsi dire de transition entre les mammifères et les oiseaux, le squamosal est encore plus refoulé en dehors, et par suite, le mastoïde et l'alisphénoïde semblent marcher l'un vers l'autre. Ainsi s'explique la connexion de ces dernières parties, par l'effet même du retrait et de la diminution de l'écaille temporale. Dans les oiseaux, le fait est encore plus sensible et, grâce à l'indication fournie par les monotrêmes, on n'est pas surpris de voir le squamosal (*Pl.* VII, *fig,* 2 , n° 8) exclu des parois latérales du crâne, tandis que le mastoïde (n° 9) atteint l'alisphénoïde (n° 6) et même une partie du frontal (n° 21). Enfin, en descendant encore plus bas l'échelle animale, nous trouvons dans le crocodile [1] : un

---

[1] Je crois qu'on peut retirer de l'ostéologie des tortues une preuve frappante de ce que nous avançons ici. (Voyez pag. 208.)

mastoïde (*Pl*. VI, *fig*. 2, n° 9) caractérisé par ses connexions normales, et un squamosal (n° 8) lamelleux indépendant des parois crâniennes proprement dites.

Les caractères du mastoïde et du squamosal nous étant
connus, comment appellerons-nous l'os qui, chez les poissons, s'intercale entre le postfrontal (n° 22) et l'alisphénoïde
(n° 6) en avant, l'exoccipital (n° 2) en arrière, le pariétal
(n° 10) et le paroccipital (n° 4) en haut, le rocher (n° 7) et le
tympanique (n° 25) en bas? Mais ne sont-ce pas là les vraies
connexions du mastoïde? Nous rejetons donc la détermination de Spix, Hallmann, etc., pour nous rattacher à celle de
Cuvier et Owen, et nous appellerons *mastoïde*, chez le poisson, cette pièce osseuse (*Pl*. V, n° 9) qui termine la crête
latérale externe du crâne et qui projette en dehors une forte
apophyse servant à des attaches musculaires. Son caractère
apophyséal apparaît ici dans toute sa pureté, et nous permet
de considérer à bon droit le mastoïde comme une parapophyse de la vertèbre pariétale.

PARIÉTAUX. — D'une détermination facile [1], les pariétaux
(n° 10) sont des os généralement d'un petit volume, qua-
drilatères, conservant leurs connexions principales en avant
avec le frontal (n° 21), en arrière avec le suroccipital (n° 3),
en bas et en dehors avec le mastoïde (n° 9). Les deux pariétaux tantôt se réunissent sur la ligne médiane, tantôt sont
séparés l'un de l'autre par un prolongement du suroccipital
(*coryphène, morue, perche*). Quoi qu'il en soit, ne peut les
considérer toujours comme terminant l'arc neural en haut.

En résumé, les pièces osseuses que nous venons d'étudier
dans la zone pariétale présentent dans leur arrangement la

[1] Bojanus cependant les appelle interpariétaux (*Parergon*, *fig*. 189 et
191 *a*), réservant le nom de pariétaux (*Id.*, *m*) aux postfrontaux.

plus grande analogie avec la disposition vertébrale déjà mentionnée pour le segment occipital. Nous basant sur des faits et non sur des hypothèses, nous avons la conviction intime que la signification des os de la zone pariétale peut être exprimée de la manière suivante :

1º *Postsphénoïde* ou centrum,

2º *Alisphénoïdes* ou neurapophyses,

3º *Pariétaux* ou neurépine,

4º *Mastoïdes* ou parapophyses.

D'après des motifs que nous indiquerons plus tard, le squamosal est un appendice qu'on doit rattacher à la pleurapophyse tympanique.

REPTILES [1].

Postsphénoïde. — Le postsphénoïde (n° 5) est sur le prolongement antérieur du basilaire et continue conséquemment la ligne des corps vertébraux ; il s'articule en arrière avec le basilaire (n° 1) et se confond en avant avec le présphénoïde (n° 19). — Par ses parties latérales , il s'unit aux alisphénoïdes (n° 6) au moyen d'une suture. — Sa face supérieure est creusée d'une concavité ou selle turcique qui rappelle la fosse pituitaire des vertébrés supérieurs. — Sa face inférieure envoie verticalement en bas une apophyse plus ou moins saillante analogue à celle du basilaire ; elle s'articule avec les ptérygoïdes (n° 23), qui la recouvrent dans la majeure partie de son étendue.

Mastoïde, rocher, alisphénoïde. — Les caractères géné-

---

1 La description de la vertèbre pariétale se rapporte à la tête du crocodile, que nous prenons comme exemple dans la classe des reptiles. (Voyez *Pl.* VI, *fig.* 1, 2, 3, ainsi que la *Pl.* X.)

raux de ces pièces osseuses ayant déjà été exposés et discutés, nous pouvons aborder immédiatement la description.

De même que chez les poissons, le mastoïde (n° 9) se place à l'extrémité de la crête latérale et supérieure du crâne, et forme dans ce point une lame protégeant la région temporale. — En avant, le mastoïde s'étend jusqu'au postfrontal (n° 22). — En arrière, il est libre et se replie à angle droit dans son tiers postérieur, de manière à arriver sur la paroi postérieure du crâne. — En dedans, le pariétal unique (n° 10) sépare les mastoïdes l'un de l'autre. — En dehors, le mastoïde s'articule avec le tympanique (n° 25).

Si notre détermination du mastoïde chez les poissons est exacte, — et nous avons exposé les raisons qui militent en sa faveur, — nous ne pouvons que donner le même nom *mastoïde* à l'os du crocodile qui présente des connexions identiques. Nous rejetons donc le terme temporal employé par Geoffroy Saint-Hilaire, comme contraire à l'observation.

Le *rocher* (n° 7), dont la présence et le rôle ont été nettement indiqués par M. Owen, est un petit osselet mobile occupant la position normale et caractéristique du rocher. Son volume est tellement minime qu'il semble au premier abord ne pas mériter l'attention à laquelle il a droit cependant. Situé entre l'alisphénoïde (*Pl.* VI, *fig.* 1, n° 6) en avant et l'exoccipital (*id.* n° 2) en arrière, il complète les fenêtres ronde et ovale de l'appareil auditif. Comment s'expliquer l'atrophie de cet os ? L'examen de l'appareil de l'audition et la manière dont il faut le comprendre vont nous éclairer à ce sujet.

Les canaux demi-circulaires et le limaçon rudimentaire restent cartilagineux chez les crocodiles, sauf diverses parties qui se recouvrent de points osseux. Ces germes osseux se soudent un peu plus tard avec les parois de la cavité otocrânienne, et il s'ensuit alors que si l'on réserve le nom de rocher

à l'os qui se met en rapport direct avec l'appareil labyrinthique, on doit indistinctement appeler rocher toutes les
portions dures qui concourent à la formation de l'otocrâne,
c'est-à-dire l'exoccipital, le suroccipital et l'alisphénoïde.
C'est ce qu'a fait Geoffroy Saint-Hilaire. Mais dans ce cas il
n'y a pas de rocher proprement dit, et Cuvier aurait pu tout
aussi bien décrire comme tel non-seulement l'alisphénoïde,
mais encore l'exoccipital ou le suroccipital. Ainsi, par suite
de la coalescence précoce des divers germes osseux du labyrinthe avec les parois de l'otocrâne, le rocher perd son individualité, et on ne peut appliquer ce terme *rocher* qu'à l'os
qui, apparaissant dans la cavité crânienne, y reste libre et
offre les connexions de l'os homologue des autres vertèbrés.
« La preuve de son caractère normal, dit M. Owen [1], est
établie ici par la comparaison que l'on peut faire de cette
partie avec toute section du crâne du crocodile, du caïman
ou du gavial. J'ai trouvé cet osselet dans toutes les sections des
crânes conservés au Muséum d'anatomie comparée du Jardin
des Plantes, et j'ai eu le plaisir de signaler sa présence à
mes savants amis MM. Fr. Cuvier et Laurillard dans le crâne
du gavial désarticulé par la main de G. Cuvier lui-même,
et dans lequel il a fixé avec du ciment l'osselet en question
sur l'os, qu'il a nommé *occipital latéral*. » Dans l'oiseau, le
rocher s'ossifie et s'ankylose bientôt avec les os voisins, et
cependant on n'a donné à aucun de ces os le nom de rocher.

Comme conséquence naturelle du petit volume du véritable rocher, l'*alisphénoïde* (n° 6) est fortement repoussé en
arrière, et il entre en relation étendue avec l'exoccipital et le
suroccipital. Malgré ce déplacement, l'alisphénoïde ne saurait être pris pour un rocher, comme l'a fait Cuvier, car il

---

[1] Owen, *loc. cit.*, pag. 61.

conserve tous ses caractères spéciaux : il protége les couches optiques en formant une portion des parois crâniennes ; il livre passage au nerf maxillaire inférieur, non par un véritable trou, mais par une échancrure que nous avons retrouvée chez la morue (*voy.* pag. 198) ; il s'articule en bas avec le postsphénoïde et en avant avec l'orbitosphénoïde. Les relations en haut avec le pariétal (n° 10) ne sont pas très-étendues, néanmoins elles ne peuvent être niées et servent encore pour la détermination de cet os comme alisphénoïde. Remarquons en passant que, chez l'homme, l'alisphénoïde se met en rapport avec l'angle inférieur et *antérieur* du pariétal, car il est en quelque sorte refoulé en avant par suite du grand développement du squamosal, tandis que chez le crocodile le squamosal étant exclu des parois du crâne, l'alisphénoïde est reporté en arrière et s'articule avec l'angle *postérieur* du pariétal. Ajoutons enfin que le suroccipital, dilaté et comme boursoufflé, à cause des cellules creusées dans son épaisseur, se glisse sous la face inférieure du pariétal et atteint ainsi une partie du bord supérieur de l'alisphénoïde. Pour rendre ces divers détails plus clairs nous avons représenté (*Pl.* VI, *fig.* 1) les rapports de ces os entre eux.

PARIÉTAL. — Cet os (n° 10), d'une détermination facile, est impair chez les crocodiles.—Sa face supérieure horizontale se continue sur un même plan avec celle du frontal (n° 21), du postfrontal (n° 22) et du mastoïde (n° 9). Étranglée dans sa partie moyenne, elle forme une échancrure latérale convertie en une large ouverture par le mastoïde en dehors et en arrière, et par le postfrontal en dehors et en avant.—Sa face inférieure fait partie de la voûte crânienne.— Son bord antérieur s'articule avec le frontal (n° 21), son bord postérieur avec le suroccipital (n° 5).—Ses bords latéraux sont doubles de chaque côté et disposés sur deux plans : le plan supérieur se réunit par des sutures au post-frontal (n° 22) et au mastoïde (n° 9) ; le plan inférieur entre en relation d'avant en arrière avec l'orbitosphénoïde (n° 20) et l'alisphénoïde (n° 6).

De même que chez tous les vertébrés, l'os que nous venons de décrire constitue la neurépine de la vertèbre pariétale.

MODIFICATIONS DES PIÈCES OSSEUSES DU SEGMENT PARIÉTAL
CHEZ LES AUTRES REPTILES.

Il serait étranger au but que nous nous sommes proposé dans ce mémoire, de suivre pas à pas les modifications infinies qu'éprouvent, chez les reptiles, les diverses pièces osseuses du segment pariétal. Nous ne nous occuperons de descriptions ostéologiques qu'autant qu'elles pourront nous aider à établir les relations des os dans les squelettes vertébrés et à retrouver le type général dont les sous-types ichthyique, reptilien, ornithique et mammalien ne sont que des dérivés.

Le *postsphénoïde* nous apparaît dans les reptiles avec ses caractères spécifiques, quoique sa forme et son volume aient notablement changé. Nous verrons plus loin (voyez *vertèbre frontale*) si l'on doit admettre une fusion primordiale entre les sphénoïdes antérieur et postérieur, ou s'il est possible d'expliquer autrement la présence d'un seul sphénoïde. La face inférieure de cet os se voit dans toute son étendue chez les batraciens, où l'on peut facilement constater son aspect en forme de croix. Dans les ophidiens et beaucoup de sauriens elle est encore libre , mais dans les chéloniens et les crocodiles elle disparaît en grande partie sous les ptérygoïdes.

D'après l'opinion de M. Owen , le rocher, ou capsule du

labyrinthe, reste cartilagineux dans tous les batraciens[1], les ophidiens et les chéloniens; il se loge dans une cavité creusée aux dépens des os voisins.

Les *alisphénoïdes*, usuellement appelés rochers, portent un trou ou une échancrure pour le passage du nerf maxillaire inférieur, et conservent leurs connexions normales.

Quant au *mastoïde*, si l'on admet notre détermination dans le crocodile, rien de plus simple que de le reconnaître dans les autres reptiles. Son volume change notablement, mais ses rapports restent les mêmes. Très-grêle chez les lézards, il devient volumineux, au contraire, chez les serpents, s'aplatit suivant ses faces supérieure et inférieure et s'étend en arrière pour s'articuler avec le tympanique, d'où une augmentation considérable dans le diamètre antéro-postérieur de la tête. Dans les batraciens typiques, le mastoïde perd souvent son individualité; « mais, dit M. Owen[2], dans un crâne de *rana boans* que j'ai devant moi, la suture entre le mastoïde et le pariétal n'est point effacée, et de plus le mastoïde s'articule avec l'exoccipital en arrière et l'alisphénoïde en avant. »

Pour ce qui concerne le *squamosal*, l'étude des têtes de tortues nous est d'un grand secours et nous démontre dans une même classe d'animaux des changements intéressants à noter. Dans les tortues marines ou chélonées par exemple, le toit osseux formé par le pariétal (*Pl.* VIII, *fig.* 2 et 3,

---

[1] Dans les salamandres et surtout dans la *salamandra gigantea* nous trouvons en avant les ailes orbitaires trouées pour le passage des nerfs optiques, puis plus en arrière une pièce osseuse appelée rocher par Cuvier, mais dont les caractères nous démontrent un alisphénoïde. Entre cet alisphénoïde en avant et l'exoccipital en arrière existe une pièce cartilagineuse perforée d'une fenêtre ovale bien limitée; cette pièce est le véritable rocher. — Même remarque pour les grenouilles.

[2] Owen, *loc. cit.*, pag. 81.

n° 10) et le postfrontal (*id.*, n° 22), est complété sur les parties latérales par le malaire (n° 48), le mastoïdien (n° 9) et le squamosal (n° 8). Ce dernier os a une forme aplatie et garde ses connexions normales, en avant avec le malaire (n° 48), en haut avec le postfrontal (n° 22), le mastoïde (n° 9), et en arrière avec le tympanique (n° 25). Rien dans cet os ne rappelle une apophyse zygomatique, car son bord antérieur en entier s'articule avec toute l'étendue du bord postérieur du malaire. Dans les tryonix, ou tortues molles, au contraire le squamosal tend à reprendre l'aspect qu'il avait dans les oiseaux : c'est une simple apophyse zygoma-tique allongée, mince, arquée en dehors, concave en dedans, où elle limite la fosse temporale. Enfin, dans la matamata (*testudo fimbriata*), dont la tête est si bizarre, la fosse tem-porale n'est pas recouverte en dehors par suite de la dispa-rition du squamosal, ce qui confirme ce que nous avons avancé plus haut, à savoir : que cet os ne joue qu'un rôle très-secondaire dans la composition des parois crâniennes. Nous aurons encore l'occasion de revenir sur ce fait.

OISEAUX [1].

POSTSPHÉNOÏDE, ALISPHÉNOÏDE, PARIÉTAL. — Le *postsphénoïde* (n° 5) présente la même particularité que dans les autres ver-tébrés ovipares, en ce qui concerne sa coalescence avec le présphénoïde (n° 19); il est large et épais en arrière, où il se soude rapidement au basilaire (n° 1). — Sa face supé-rieure concave se met en rapport avec les centres nerveux. — Sa face inférieure, convexe et comme arrondie, ne pré-sente rien de remarquable.

---

[1] Suivez la description sur la *Pl.* VII, *fig.* 1, 2 et 3, et sur la *Pl.* X.

Les *alisphénoïdes* (n° 6) s'élèvent de chaque côté du post-sphénoïde et se dirigent obliquement en haut et en dehors ; mais le degré d'obliquité varie beaucoup suivant les espèces. Ils sont toujours perforés par les nerfs maxillaires inférieurs, et le plus souvent aussi par la deuxième portion du trijumeau. Leur soudure avec les orbitosphénoïdes (n° 20) est très-précoce. — Quant à leurs connexions, nous retrouvons ici des articulations avec les orbitosphénoïdes (n° 20) en avant, le mastoïde (n° 9) en arrière, le frontal (n° 21) en haut et le postsphénoïde (n° 5) en bas. Parmi ces rapports, celui de ces os avec le mastoïde semble ne pas rentrer dans la loi générale ; mais cependant, si l'on réfléchit au fait de la disparition du squamosal (n° 8), on s'aperçoit bien vite que le mastoïde doit entrer en communication avec l'alisphénoïde. — Les éléments osseux que nous venons de décrire protégent les parties latérales des lobes optiques et deviennent de véritables neurapophyses.

Le *pariétal* (n° 10) est d'une détermination facile [1] ; il s'unit à son congénère sur la ligne médiane pour former une suture sagittale (*Pl.* VII, *fig.* 3, n° 10). Ses rapports en avant avec le frontal (n° 21), en arrière avec le surocci-pital (n° 3), en bas avec le mastoïde (n° 9), suffisent toujours pour établir son homologie spéciale. — Sa face cutanée est convexe et lisse. — Sa face interne recouvre les centres nerveux. — C'est là une neurépine.

Mastoïde , squamosal. — Pour bien comprendre ce qui est relatif au mastoïde (n° 9) et au squamosal (n° 8), il faut se rappeler l'étude déjà faite à propos de l'os (n° 9) que nous

---

[1] Bojanus, dans *Parergon*, l'appelle interpariétal, *fig.* 196, et par une bizarre exception, cet auteur décrit notre alisphénoïde comme un pariétal (même *fig.*, *m*).

avons appelé mastoïde chez le poisson. Nous ne reviendrons pas sur cet examen, et nous nous bornerons à indiquer ce qui est spécial à l'oiseau.

Le mastoïde [1], dans les gallinacés (Voy. *Pl.* VII, *fig.* 2, n° 9), est assez volumineux. — Sa face externe, convexe, recouverte par les téguments, peut présenter une ou deux apophyses qui deviennent très-visibles dans les dindons, les coqs et surtout dans les perroquets. Confondues par quelques auteurs avec le prolongement zygomatique du squamosal, ces apophyses n'aboutissent jamais au malaire (n° 48), ce qui permet de conclure que leur homologie spéciale a été méconnue. — La face interne prend part à la formation de la cavité crânienne, caractère qu'elle offre du reste chez l'homme. — Son bord supérieur s'articule avec le pariétal (n° 10) et même avec le frontal (n° 21); — Son bord postérieur présente des rapports intimes avec l'exoccipital (n° 2). — Son bord antérieur se réunit à l'alisphénoïde (n° 20). — Enfin, le mastoïde se soude au rocher.

Indépendamment de tous ces rapports, nous en avons encore un important à signaler avec l'ouverture du conduit auditif externe.

Ces connexions étant démontrées, devons-nous regarder l'os que nous décrivons comme un mastoïde ou comme un squamosal? Les avis sont partagés, et la discussion est indispensable pour résoudre la difficulté. Parmi les caractères les plus constants du mastoïde dans tous les vertébrés, on doit placer en première ligne, d'une part l'articulation de cet os

---

[1] Bojanus (*Parergon*, *fig.* 196 *h*) et M. Owen (*Pl.* X, n° 8) ont reconnu la véritable homologie de cet os. — Spix (*Pl.* VIII, *fig.* 12, n° 10), Cuvier et Hallmann le considèrent comme un squamosal. — M. Lavocat (*n*[4] de la deuxième vertèbre, Planche du mémoire cité) nous paraît confondre cet os avec l'alisphénoïde. — Geoffroy lui donne le nom de pariétal.

avec l'exoccipital, le pariétal, le tympanique, et d'autre part sa soudure précoce avec le rocher. Or, ce sont là les connexions que nous avons retrouvées dans l'os n° 9. On peut s'expliquer le rôle que le mastoïde remplit dans la formation du trou auditif externe, en observant que le véritable squamosal ne fait plus partie des parois latérales du crâne, et que par suite le mastoïde se porte en avant pour rejoindre l'alisphénoïde. Du reste, en désarticulant le crâne d'un jeune oiseau, on acquiert la conviction que le mastoïde forme principalement la partie supérieure et un peu postérieure de l'orifice auditif. Par la comparaison du mastoïde de l'oiseau avec celui du fœtus humain de six à sept mois, on reconnaît une analogie frappante entre ces parties osseuses.

Le squamosal ne présente chez aucun animal les connexions que nous venons d'énoncer.

L'arcade osseuse qui s'étend du tympanique (n° 25) au maxillaire supérieur (n° 46) se compose de deux petits os styloïdes, dont le plus postérieur (n° 8) est le *squamosal*[1] et le plus antérieur le malaire (n° 48). L'individualité de ces deux os se conserve pendant quelque temps, et nous avons pu la constater dans des têtes de jeunes canards et de gallinacés.

---

[1] Bojanus, appelant le tympanique de l'oiseau du nom de squamosal, avait regardé les petits os styloïdes qui rejoignent le bec supérieur comme des démembrements du jugal, d'où le terme de *zygomaticum posterius* (*Parergon*, *fig.* 196 *i*) appliqué au vrai squamosal. — Spix le nomme osselet de l'ouïe (*Pl.* VIII, *fig.* 12 et 13, n° 9). — M. Lavocat, reprenant la détermination de Bojanus relativement au pédicule de l'arc mandibulaire, considère l'os que nous appelons squamosal comme une apophyse zygomatique ; dans ce cas il faudrait admettre une individualité des portions écailleuse et zygomatique, ce qui ne nous paraît pas démontré. — Cuvier et Geoffroy Saint-Hilaire le décrivent comme un jugal ou une pièce postérieure du jugal (Geoffroy). — Hallmann et d'autres auteurs en parlent comme d'un quadrato-jugal, etc...

Oken, dans son *Programme sur la signification des os de la tête*, avait déjà établi ce fait, et Geoffroy Saint-Hilaire l'a reproduit exactement dans un mémoire sur le crâne des oiseaux. L'os (n° 8), articulé en arrière avec le tympanique (n° 25) et en avant avec la pièce (n° 48) qui atteint le maxillaire supérieur (n° 46), ne peut être qu'un squamosal dont la partie écailleuse a entièrement disparu. Nous avons déjà fait remarquer précédemment que ce retrait du squamosal s'observait dans les monotrêmes et jusque dans les ruminants, de telle sorte que l'homme est un des rares mammifères dans lesquels on retrouve une partie écailleuse contribuant à la formation des parois latérales crâniennes. De ces faits il découle que le squamosal n'est pas un os crânien à proprement parler, et il suffira, pour lever tous les doutes à ce sujet, de comparer directement le squamosal de l'oiseau (*Pl.* VII, n° 8) avec celui du crocodile (*Pl.* VI, *fig.* 2, n° 8).

MAMMIFÈRES[1] ET HOMME[2].

POSTSPHÉNOÏDE et ALISPHÉNOÏDE. — Les corps antérieur et postérieur du sphénoïde (n°s 5 et 19) restent indépendants l'un de l'autre pendant toute la vie, chez le plus grand nombre des mammifères. L'homme lui-même jusqu'à l'âge d'un an et même un peu au-delà offre une disposition semblable. Ce fait, constant dans les vertébrés supérieurs, ainsi que l'arrangement des éléments vertébraux des segments pariétal et frontal, nous permettent de regarder par analogie le sphénoïde unique des ovipares comme le résultat d'une réunion précoce de deux centrums.

[1] Voyez *Pl.* VIII, *fig.* 1.
[2] Voyez *Pl.* IX, *fig.* 1.

Le postsphénoïde (n° 5) conserve ses connexions avec le basilaire (n° 1) en arrière, le présphénoïde (n° 19) en avant et les alisphénoïdes (n° 6) en haut. De sa face inférieure partent les apophyses ptérygoïdes (apophyses acànthoïdes ou subcentrales) primitivement distinctes des os ptérygoïdes (n° 23). Nous verrons en effet, à propos de la vertèbre nasale, que le ptérygoïde n'est qu'un appendice de l'arc palato-maxillaire, et que son origine dans la première lame viscérale (lobes maxillaires supérieurs) ne peut laisser aucun doute sur son homologie générale.

Les *alisphénoïdes* (n° 6) présentent en général un petit volume. Très-réduits dans leur dimension et dirigés presque transversalement dans les cétacés , ils augmentent et se relèvent dans le porc, le tapir, les ruminants et les solipèdes; mais dans tous ces animaux le nom de grandes ailes ne saurait leur convenir, car ils sont moindres que les ailes antérieures. Dans l'homme (*Pl.* IX), les alisphénoïdes se portent directement en haut pour atteindre le pariétal (n° 10) et le frontal (n° 21), en s'insinuant entre le squamosal (n° 8) et le malaire (n° 48). Le bord inférieur se soude rapidement au postsphénoïde (n° 5).

Ces alisphénoïdes, ou *neurapophyses* de la vertèbre pariétale, entrent dans la composition des parois latérales du crâne et protégent les lobes moyens de l'encéphale. Leur volume dans l'homme est sensiblement amoindri par le fait même de la dilatation considérable du squamosal ; cependant ils conservent leurs connexions fondamentales et sont toujours perforés pour le passage des deux divisions inférieures du nerf trijumeau.

PARIÉTAL. — Le pariétal ou les pariétaux (n° 10) atteignent, dans les mammifères et surtout chez l'homme, leur maximum de développement en raison même du volume de la masse encéphalique. On pourra juger de cette progression en suivant cet os dans les divers ordres de vertébrés représentés dans la *Planche* X, n° 10. Ses rapports ne sont pas changés, car il s'articule toujours en avant avec le frontal (n° 21), en arrière avec le suroccipital (n° 5), en bas avec le mastoïde et très-souvent aussi avec les alisphénoïdes. Dans tous les vertébrés ovipares, la partie écailleuse du squamosal faisant défaut, le pariétal n'arrive plus au contact de l'élément n° 8 ; la disposition inverse s'observe dans les mammifères et l'homme. — Le pariétal peut être unique (*cétacés, ruminants, ours, chats, cheiroptères,* etc.) ou double (*homme, quadrumanes, chiens, rhinocéros,* etc.); mais ce fait n'a aucune influence sur les déterminations homologiques.

Mastoïde et squamosal. — Toujours faciles à reconnaître chez tous les mammifères, ces pièces osseuses peuvent cependant offrir dans leurs rapports, leur soudure aux parties voisines, quelques particularités intéressantes à signaler.

Le *mastoïde* (n° 9) dans le fœtus humain naît d'un germe osseux; mais bientôt, par les progrès du développement, ce noyau osseux s'avance sur le rocher et se soude peu à peu à ce dernier, en recouvrant tout d'abord les canaux demi-circulaires. Cette réunion du mastoïde au rocher, pour former un tout qu'on peut appeler *pétro-mastoïde,* est un fait commun à tous les mammifères et qui s'observe à une époque très-précoce, même durant la vie intra-utérine.— Le mastoïde touche en arrière à l'occipital (n° 2), en avant au squamosal (n° 8), en haut au pariétal (n° 10). Il conserve, surtout chez l'homme, son caractère apophyséal et fournit des points d'attache à des muscles puissants. Son volume diminue beaucoup dans les autres mammifères, et principalement dans les ruminants ; mais, malgré cette disposition, on ne doit jamais confondre cet os avec le paroccipital, faute qui a été commise par quelques auteurs.

Quant au *squamosal* (n° 8), nous en avons parlé à tant de reprises différentes qu'il est presque inutile de revenir sur ce sujet. Bornons-nous à dire que la partie écailleuse ne contribue à protéger directement les lobes moyens de l'encéphale que dans les quadrumanes et l'homme ; déjà[1], à partir des ruminants, le squamosal peut être enlevé sans que la cavité crânienne se trouve interrompue dans sa continuité. Les monotrêmes nous présentent une disposition analogue plus accusée et qui nous sert de transition pour arriver au squamosal linéaire de l'oiseau (*Pl*. VII, n° 8).

Par suite même de son volume considérable chez l'homme et les singes, le squamosal s'articule avec le pariétal (n° 10) en haut, le mastoïde (n° 9) en arrière et l'alisphénoïde (n° 6) en avant, rapports qu'on ne retrouve plus dans les vertébrés ovipares. Les seules connexions constantes sont celles que cet os affecte avec le tympanique (n° 25) et le malaire (n° 48), quoique quelquefois le prolongement zygomatique n'atteigne pas jusqu'au malaire.

ARCS HÆMATAUX DES VERTÈBRES OCCIPITALE ET PARIÉTALE.

L'appareil hyoïdien n'est pas un appareil simple ; il se compose, en effet, d'après nos recherches, des arcs hæmataux des vertèbres occipitale et pariétale. Ces deux arcs hæmataux, confondus en un seul par les auteurs, ont été rattachés au segment occipital (de Blainville) ou au segment pariétal (Owen). Cependant l'étude des pièces hyoïdiennes chez l'adulte et surtout leur mode d'origine et de développement, nous semblent autoriser la distinction que nous allons établir; mais avant d'aborder cette question, il convient de rappeler en peu de mots ce que nous avons dit touchant l'apparition de l'appareil hyoïdien dans les arcs viscéraux de l'embryon.

Tous les arcs viscéraux ont pour point de départ la base du crâne et se présentent dans l'ordre suivant : le premier arc (lobes maxillaires supérieurs) correspond à la région de l'ethmoïde et du vomer, le second à celle du sphénoïde antérieur; le troisième affecte des rapports intimes avec la région auditive et le quatrième s'attache à l'occipital. Chacune de ces lames viscérales, homotypes aux arcs hæmataux du reste du tronc, renferme les éléments des pleurapophyses, hæmapophyses et hæmépines. Or, nous avons vu (pag. 174 et 175, *Pl.* II, III et IV) que la strie cartilagineuse qu'on constate dans le quatrième arc viscéral se divise en quatre parties, dont les deux inférieures deviennent corps de l'hyoïde (basihyal) et cornes thyroïdiennes (thyrohyaux); quant aux divisions supérieures qui rejoignent l'occipital, elles disparaissent sans donner naissance à des organes permanents, du moins chez l'homme et les mammifères. Nous trouvons donc dans cette quatrième lame viscérale une indication très-nette de l'*arc hæmatal de la vertèbre occipitale.* De même, la troisième lame branchiale renferme une strie cartilagineuse qui, par sa segmentation, forme l'apophyse styloïde (stylhyal), le ligament stylo-hyoïdien (hypostylhyal) et la petite corne (préhyal); à ces organes s'ajoutent, chez certains animaux (principalement les *tortues*), deux germes osseux qui relient les cornes antérieures entre elles. Ces éléments de l'endosquelette, dans leur groupement, produisent un appareil suspenseur dans l'hyoïde, et représentent un arc hæmatal des mieux caractérisés. Cet arc renversé appartient à la vertèbre pariétale, comme le prouve clairement son attache supérieure à la région auditive.

Envisagé d'une manière générale, l'appareil hyoïdien se

compose d'un corps d'où partent deux séries de branches : l'une supérieure ou antérieure, qui arrive jusqu'au crâne, l'autre inférieure ou postérieure le plus souvent liée à son extrémité. Indépendamment de ces parties, le corps peut supporter quelquefois, sur la ligne médiane, deux apophyses dirigées vers la langue et vers la trachée. Geoffroy Saint-Hilaire et M. Owen ont eu l'heureuse idée de substituer de simples mots aux phrases descriptives employées habituellement pour désigner les éléments osseux de l'appareil hyoïdien; mais, par une coïncidence fâcheuse, les termes créés par ces deux savants anatomistes ne se correspondent pas toujours. Ainsi, la petite corne est appelée *apohyal* par Geoffroy et *cératohyal* par M. Owen; tandis que le ligament stylo-hyoïdien (osseux dans un grand nombre d'animaux) a reçu les noms de *cératohyal* (Geoffroy), et d'*épihyal* (Owen). Voilà donc l'expression *cératohyal* qui désigne deux organes différents! De plus, M. Owen, s'écartant de la règle qu'il s'était imposée, applique le terme *hypobranchial*, chez les poissons, à la partie qu'il nomme *thyrohyal* chez les autres vertébrés. Mais comment désigner alors la corne postérieure des batraciens, corne qui est *hypobranchiale* dans les têtards et *thyrohyale* quand les branchies se sont résorbées? Il faut donc de toute nécessité faire cesser cet état de choses, qui expose à des confusions déplorables et à des malentendus continuels; et quoiqu'il nous répugne de créer de nouvelles dénominations, nous sommes néanmoins forcé d'en arriver là.

Pour nous, l'appareil hyoïdien se composera des pièces suivantes :

<table>
<tr><td>1° Un corps ou basihyal.</td><td>Le basihyal peut quelquefois supporter deux apophyses dirigées l'une vers la langue (glossohyal) et l'autre vers la trachée (urohyal).</td></tr>
<tr><td rowspan="3">2° Une chaîne d'osselets qui suspendent le basihyal au crâne.</td><td>Corne antérieure ou préhyal.</td></tr>
<tr><td>Ligament stylo-hyoïdien souvent osseux ou hypostylhyal.</td></tr>
<tr><td>Apophyse styloïde ou stylhyal.</td></tr>
<tr><td>3° Une chaîne d'osselets le plus souvent incomplète.</td><td>Corne postérieure ou thyrohyal et ses subdivisions.</td></tr>
</table>

Dans la description qui va suivre, nous nous écarterons à dessein de l'ordre que nous nous étions imposé jusqu'ici. Au lieu de commencer notre étude par l'appareil hyoïdien du poisson, pour nous élever de là aux reptiles, oiseaux et mammifères, nous adopterons une marche inverse ; en voici le motif : l'os hyoïde est très-complexe dans le poisson et ne peut être compris que tout autant qu'on a déjà exposé les métamorphoses de l'appareil branchial du têtard. En outre, dans la plupart des batraciens adultes, les diverses pièces de l'hyoïde sont soudées les unes aux autres, fait qui est moins général dans les mammifères. Nous croyons donc convenable, afin de procéder du simple au complexe, du facile au difficile, de débuter par l'étude de l'appareil hyoïdien des mammifères, et de terminer par celle du poisson.

Mammifères et *homme*.—L'hyoïde des mammifères varie beaucoup dans sa forme, dans le nombre de ses pièces et dans son volume. On le trouve bien marqué chez les solipèdes, les ruminants, les pachydermes, moins accusé dans les carnassiers, et incomplet en quelque sorte dans les cétacés et la plupart des singes.

Si l'on étudie l'appareil hyoïdien dans un ruminant, le veau par exemple (voyez *Pl.* VIII, *fig.* 1), on reconnaît fa-

cilement le *basihyal* (n° 12), convexe en avant, concave en
arrière et surmonté d'un tubercule d'un volume variable
suivant les espèces , ¡mais dont la direction est constante.
De chaque côté ou angle latéral s'élève le *préhyal* (n° 15),
qui s'articule par son autre extrémité avec la seconde pièce
ou *hypostylhyal* (n° 16). Cette dernière, à son tour, touche
au *stylohyal* (n° 17), dont l'extrémité élargie est rattachée
·au mastoïde (n° 9) à l'aide d'un ligament. Du basihyal partent, en outre, les deux *thyrohyaux*, qui se dirigent en bas
et en arrière. Cette disposition est facile à constater dans la
chèvre, le cheval, l'hippopotame, le cochon, etc. Je trouve
dans le morse un hyoïde d'une régularité parfaite ; le basihyal
transversal, rectiligne, se renfle à ses. deux extrémités, qui
sont creusées en haut et en bas de facettes articulaires ; sur
les facettes supérieures reposent les préhyaux, et sur ceux-ci
s'articule un os intermédiaire au précédent et au stylhyal.
Ces pièces de l'arc suspenseur de l'hyoïde montent directement vers le crâne, sans former d'angles saillants ou rentrants.
Aux facettes inférieures du basihyal s'attachent les thyrohyaux. La même disposition, à peu de chose près, s'observe
dans le phoque, l'ours brun, etc.

Les carnassiers possèdent aussi un appareil suspenseur
complet, mais les pièces sont sensiblement plus grêles. Dans
les marsupiaux carnassiers ou herbivores, il n'existe au-
dessus du basihyal qu'un seul os relié au crâne par un ligament. Le préhyal et le stylohyal restent cartilagineux dans les
cétacés, et les thyrohyaux ne sont que peu ou point unis au
larynx. Dans les singes, enfin, on dirait que la chaîne sty-
lienne tend à disparaître complètement ; mais néanmoins on
retrouve les pièces osseuses de l'arc suspenseur dans certains
quadrumanes, les makis par exemple.

L'hyoïde de l'homme, de même que celui des mammifères, se rattache au crâne au moyen de trois pièces affectant ici une disposition particulière. Le stylhyal (*Pl.* IX, *fig.* 1, n° 17), en effet, se soude rapidement au temporal (os complexe en anthropotomie) et semble dès-lors ne plus appartenir à l'appareil hyoïdien ; cependant il n'en est rien, car ce stylhyal est relié au préhyal (n° 15) (petite corne) par l'intermédiaire de l'hypostylhyal (n° 16). Ce dernier ne reste pas toujours ligamenteux (ligament stylo-hyoïdien), il peut s'ossifier plus ou moins complètement, comme Geoffroy Saint-Hilaire en a rapporté des exemples [1]. Je dois à l'obligeance de M. L. Ollier, chirurgien en chef désigné de l'Hôtel-Dieu de Lyon, l'observation d'un fait analogue. Les thyrohyaux chez l'homme conservent leur principal caractère, qui est de soutenir le larynx en s'attachant aux cornes du cartilage thyroïde.

Oiseaux. — La forme de l'hyoïde s'est singulièrement modifiée dans les oiseaux ; mais, malgré cette circonstance défavorable, on peut encore trouver les parties homologues à celles de l'hyoïde du mammifère. L'hypothèse de Geoffroy Saint-Hilaire [2], qui admet une rotation des pièces de l'hyoïde produite par l'action des muscles de la langue sur des thyrohyaux libres d'attache au cartilage thyroïde, cette hypothèse est insoutenable. Geoffroy, partant de cette idée, que le poids de l'appareil pulmonaire entraîne en bas le basihyal (*Pl.* VII, n° 12), tandis que les muscles de la langue attirent en avant les thyrohyaux, arrivait à cette conclusion que les thyrohyaux (*glossohyaux* de Geoffroy) se plaçaient en avant du basihyal, tandis que les préhyaux (*apohyaux* de Geoffroy)

---

[1] Philosophie anatomique, 1818, pag. 181.
[2] *Loc. cit.*, pag. 148 et suiv. Voyez aussi *Pl.* IV de l'atlas de Geoffroy.

se prolongeaient très-loin en arrière pour se recourber de là derrière l'occipital. Cuvier[1] a adopté en partie les idées de Geoffroy Saint-Hilaire, et il a appelé petite corne de l'hyoïde ce qui est en réalité le thyrohyal.

Le basihyal (n° 12), dans les oiseaux, est allongé, souvent cylindrique, quelquefois triangulaire; il supporte en arrière un long urohyal (n° 13) qui se glisse sous la trachée. — En avant, il est en rapport avec les préhyaux (n° 15), fort réduits dans leur volume et se confondant, dans certains cas, l'un avec l'autre sur la ligne médiane. Ces pièces de l'os hyoïde ne servent plus, comme dans les autres vertébrés, à suspendre le basihyal au crâne, ce qui tient peut-être à l'allongement du bec et de la langue. Les thyrohyaux (n° 11), en échange, ont acquis un volume considérable et forment une sorte de fourche qui embrasse et soutient la trachée. Ces éléments de l'hyoïde montrent, dans ce cas, leur véritable caractère hæmatal; et quoiqu'ils ne se rattachent pas immédiatement à la région de l'occipital par des liens ligamenteux, on ne peut méconnaître les rapports intimes qu'ils affectent avec le segment basilaire. Nous trouvons, en outre, dans ces thyrohyaux, deux longues pièces osseuses, dont la plus antérieure s'articule avec le basihyal (n° 12), et dont l'autre se termine par une extrémité libre effilée. Cette dernière se recourbe sur la face postérieure de l'occipital et s'étend quelquefois sur toute l'étendue du plan supérieur de la tête. Les muscles qui prennent leurs points d'insertion sur ces thyrohyaux nous aident encore dans notre détermination. La pièce la plus postérieure du thyrohyal est l'analogue d'une pièce semblable que nous retrouverons dans les tortues, les salamandres, les batraciens et probablement aussi dans les poissons.

---

[1] Anat. comp., 2e édit. Paris, 1835, tom. IV, 1re partie, pag. 497.

Reptiles. — Les modifications innombrables que subit l'appareil hyoïdien dans les reptiles fournissent des renseignements précieux pour l'intelligence des conclusions homologiques, en même temps qu'elles préparent à l'étude de l'hyoïde complexe des poissons.

Dans les serpents et les crocodiles, l'appareil hyoïdien est très-simple et même incomplet. Le basihyal du crocodile (*Pl.* VI, *fig.* 5, n° 12) est cartilagineux, concave en dessus, convexe à sa face inférieure ; ses angles postérieurs (n° 11) s'ossifient et restent intimement unis au basihyal ; on peut les comparer, malgré l'opinion de Cuvier, aux thyrohyaux des mammifères. Les préhyaux (n° 15) sont assez longs, coudés dans leur moitié supérieure où ils s'articulent avec un hypostylhyal (n° 16) cartilagineux.

Batraciens. — L'aspect général et la composition de l'appareil hyoïdien dans les batraciens varient beaucoup suivant l'âge ; aussi convient-il de décrire l'hyoïde dans l'animal adulte et puis dans le têtard.

La détermination des pièces hyoïdiennes présente peu de difficultés à raison même de leur analogie avec les pièces correspondantes des mammifères. Le basihyal (*Pl.* IX, *fig.* 6) est un disque cartilagineux dont la forme change suivant les espèces ; il se termine en haut par deux saillies ou préhyaux qui se continuent directement avec une longue tige également cartilagineuse. Cette dernière, qui n'est autre que le stylhyal, monte vers le crâne pour s'attacher dans la région auditive. Ces deux pièces sont contiguës l'une à l'autre et reliées entre elles par un ligament dans le *Bombinator fuscus* (Dugès). — De la partie postérieure du basihyal partent deux prolongements volumineux ordinairement terminés par une petite pièce cartilagineuse et qui représentent les thyrohyaux, analogues du reste aux longues cornes postérieures de l'hyoïde de l'oiseau.

Dans le têtard , les branchies venant se surajouter aux parties précédentes modifient l'aspect de l'appareil hyoïdien ; il importe donc d'entrer dans quelques détails à ce sujet, d'autant mieux que nous trouverons là une indication précieuse pour l'intelligence de l'hyoïde compliqué des poissons.

Aussitôt que les pièces hyoïdiennes apparaissent dans le têtard, on peut y reconnaître un basihyal, des préhyaux et des thyrohyaux. Le basihyal est ovalaire , plus tard polygonal , et se place au milieu des autres pièces auxquelles il se réunira par les progrès du développement. Les cartilages, appelés cornes styloïdiennes , sont tordus sur eux-mêmes ; leur partie inférieure reste à côté du basihyal, tandis que la supérieure se dirige en haut pour s'attacher au cartilage crânio-facial (*Pl*. IX , *fig*. 3 *m*). Enfin , les cornes thyroïdiennes (id. *n*) se composent d'une plaque cartilagineuse adossée à celle du côté opposé et formant avec celle-ci un angle rentrant où se loge le basihyal (*fig*. 3 et 4). De cette plaque s'élève de chaque côté un autre cartilage concave sur sa face supérieure, mais qui est bientôt divisé en quatre languettes par de véritables fentes ; ce sont là les arcs branchiaux sur lesquels s'étalent des vaisseaux et des houppes vasculaires ou branchiales. Lorsque le têtard avance en âge et que les changements extérieurs deviennent de plus en plus sensibles, les branchies se flétrissent, se résorbent en partie, en même temps que les arcs branchiaux eux-mêmes se ramollissent et tendent à disparaître (*fig*. 4). C'est surtout à ce moment que les cornes postérieures s'allongent , augmentent de volume et sont plus apparentes (*fig* 5.) On distingue encore très-nettement les cinq pièces de l'hyoïde peu de temps avant que la queue du têtard ne disparaisse ; car après cette époque elles se réunissent entre elles et les traces de séparation primitive sont à peine indiquées. Dugès[1] dit néanmoins que les vestiges de ces soudures des pièces hyoïdiennes entre elles durent au-delà de la première année chez le sonneur brun, sans persister jusqu'à l'âge adulte, comme pour la grenouille commune.

L'étude de l'appareil hyoïdien de la *sirène* et du *protée* est du plus haut intérêt. — Dans la sirène , l'hyoïde se compose d'une tige médiane large et aplatie en avant, où elle porte un cartilage lingual (glossohyal) volumineux et cylindrique en arrière. L'extrémité postérieure se continue par un urohyal en forme de disque rayonné. A la partie antérieure du basi-hyal s'articulent deux gros préhyaux plus considérables que l'humérus et qui montent presque verticalement en haut vers le crâne, auquel les relie un ligament. Les thyrohyaux se détachent du basihyal et en partie aussi de l'urohyal ; on en compte deux paires de chaque côté ; ils soutiennent les arcs branchiaux.

Le *protée* nous offre une disposition à peu près semblable, avec cette différence que l'urohyal manque et que les deux paires de thyrohyaux sont situées l'une après l'autre de chaque côté. Quand on examine l'appareil hyoïdien du protée[2] et qu'on le compare à celui de l'oiseau, l'analogie est frappante, car dans les deux cas on retrouve un basihyal médian, allongé, cylindrique, supportant en avant le glossohyal et de chaque côté de son extrémité antérieure les préhyaux. On peut encore à l'aide de cette comparaison assimiler les longues cornes thyroïdiennes (thyrohyaux) de l'oiseau aux cornes qui portent les arcs branchiaux dans le protée ; enfin ,

---

[1] Dugès; Ostéologie et myologie des batraciens. Paris, 1834, pag. 100.

[2] Voyez les belles Planches de Cuvier dans le tome V (*bis*) des Ossements fossiles, *Pl*. XXVII, où sont dessinés les squelettes de la sirène et du protée.

et pour compléter l'analogie, les cornes postérieures sont formées de deux pièces placées bout à bout chez ces deux animaux.

Poissons [1]. — L'os hyoïde des poissons est suspendu au crâne par une série d'os homologues à ceux des mammifères. En procédant de haut en bas, nous trouvons un stylhyal (*Pl.* V et X, n° 17) court, grêle, articulé inférieurement avec un hypostylhyal osseux (n° 16); celui-ci se réunit à son tour, au moyen de fortes dentelures, avec un volumineux préhyal (n° 15), et ces deux chaînes osseuses se relient l'une à l'autre en bas, sur la ligne médiane, par un basihyal double (n° 12). Le glossohyal se porte en avant et l'urohyal (n° 13) verticalement en bas et en arrière. Quant aux thyrohyaux (n° 11), nous les retrouvons dans cette chaîne d'osselets sur laquelle viennent s'attacher les arcs branchiaux. L'homologie spéciale des thyrohyaux nous semble être établie par ce double fait que les branchies dans les têtards des grenouilles, dans la sirène et le protée, affectent des rapports intimes avec les thyrohyaux de même que dans les poissons, et que les arcs branchiaux sont toujours compris entre les cornes styloïdiennes et thyroïdiennes.

RÉSUMÉ.

La vertèbre pariétale, dont nous venons de donner la description, est constituée, comme tout segment squelettique, par un arc neural et un arc hæmatal.

---

[1] La Planche V et une figure de la Planche X sont affectées à l'ostéologie du poisson. — Il faut remarquer qu'à la suite des thyrohyaux (n° 11) est un os simplement dessiné au trait qui ne fait pas partie des thyrohyaux; il ne sert qu'à indiquer le point où s'arrêtent les arcs branchiaux.

Le postsphénoïde, distinct du présphénoïde dans les mammifères et l'homme, est un centrum continuant la ligne des corps vertébraux (*Pl.* X). Latéralement, les alisphénoïdes représentent des neurapophyses en rapport avec les couches optiques de l'encéphale ; ces éléments osseux sont faciles à reconnaître chez tous les vertébrés, d'abord à leurs connexions avec les orbitosphénoïdes en avant, le postsphénoïde en bas, et ensuite parce qu'ils livrent *toujours* passage à la branche inférieure du nerf trijumeau. Ces neurapophyses aboutissent en haut à une neurépine, ou pariétal, tantôt double (*homme*, beaucoup de *mammifères, oiseaux, poissons*), tantôt unique (quelques *mammifères, crocodile*). La parapophyse mastoïdienne vient compléter l'arc neural, en même temps qu'elle donne attache à l'arc hæmatal.

L'appareil suspenseur de l'hyoïde se subdivise en une série de pièces dont l'ensemble constitue l'arc hæmatal. On y retrouve une pleurapophyse, une hæmapophyse et une hæmépine.

Les thyrohyaux n'appartiennent pas à la vertèbre pariétale ; leur mode d'origine, leurs connexions nous démontrent qu'ils forment l'arc hæmatal du segment occipital. Quoique n'étant pas unis à leur vertèbre, on ne peut méconnaître leur homologie générale, car chacun sait que le sternum ventral du crocodile, par exemple, porte de chaque côté une série d'hæmapophyses éloignées et isolées de leur centrum respectif.

VERTÈBRE FRONTALE.

POISSONS.

Si , après avoir étudié la disposition des pièces osseuses des segments occipital et pariétal, on enlève ces parties en sciant l'os sphénoïde dans son milieu (*poissons, reptiles, oiseaux*), ou en séparant les centrums n° 5 et n° 19 (*mammifères, homme*), on mettra à découvert la troisième vertèbre céphalique. Les homologies spéciale et générale des éléments de ce segment frontal sont faciles à établir, surtout dans la portion neurale; aussi leur description ne nous arrêtera-t-elle pas longtemps.

PRÉSPHÉNOÏDE, ENTOSPHÉNOÏDE et ORBITOSPHÉNOÏDE. — Dans tous les vertébrés ovipares, l'os marqué n° 5 et n° 19 s'étend du basilaire (n° 1) au vomer (n° 41); et comme il ne présente aucune division dans sa continuité, on pourrait hésiter peut-être à retrouver en lui l'analogue du postsphénoïde (*Pl.* VIII et IX, n° 5) et du présphénoïde (*id.*, n° 19). Cependant l'arrangement des os 6, 9, 10 d'une part, et des os 20, 22, 21, d'autre part, nous montre clairement la présence de deux arcs neuraux aboutissant aux centrums 5 et 19. Cette disposition, si évidente dans les mammifères et l'homme, est obscurcie en quelque sorte dans les vertébrés ovipares, par suite de la coalescence des deux centrums sphénoïdaux. Cette coalescence est-elle un résultat de la fusion primitive des germes osseux, ou dépend-elle du mode d'ossification du sphénoïde autour de la terminaison de la gaîne notocordale? La réponse est difficile ; on peut néanmoins conclure que le sphénoïde, par cela même qu'il correspond à deux arcs neuraux, se compose de deux centrums homologues aux postsphénoïde et présphénoïde des vertébrés supérieurs.

Le *présphénoïde*, dans les poissons (*Pl*. V, n° 19), se termine en avant par une extrémité déliée, aplatie, concave supérieurement ; celle-ci repose sur la partie postérieure du vomer (n° 41). Dans un grand nombre de poissons osseux [1] (*perche*, *carpe*, etc.), on trouve, en outre, un os (n° 19′) qui part du présphénoïde, monte directement en haut dans la membrane interorbitaire et rejoint les orbitosphénoïdes (n° 20), avec lesquels il s'articule le plus souvent par deux petites branches en forme de fourche. Cette pièce osseuse est appelée sphénoïde antérieur par Cuvier[2], aile orbitaire par Meckel, entosphénal par Geoffroy Saint-Hilaire ; nous l'indiquerons sous le nom d'entosphénoïde. Elle est très-probablement analogue, soit à un véritable présphénoïde, soit plutôt à cette pièce osseuse qui relie les masses latérales de l'atlas chez l'homme et qu'on nomme arc antérieur. Il y a de l'intérêt, en effet, à faire remarquer que l'apophyse odontoïde constitue le corps de la première vertèbre cervicale (*homme* et *un grand nombre d'animaux*) ; tandis que l'arc antérieur de l'atlas n'est qu'une pièce accessoire servant à relier les parties latérales. De même, dans les poissons, le présphénoïde (n° 19) se soude au postsphénoïde (n° 5), comme l'apophyse odontoïde s'était soudée à l'axis dans l'homme, et la pièce 19′ devient l'homologue de l'arc antérieur de l'atlas.

---

[1] Cet os 19′ ne se trouve pas dans la morue ; cependant nous avons cru devoir le représenter par une série de points dans la *Pl*. V, n° 19′.

[2] Cuvier ; Histoire des poissons, tom. I, pag. 239.

Les *orbitosphénoïdes* (n° 20) ne s'appuient pas directement sur le centrum ; ils lui sont cependant plus ou moins rattachés à l'aide d'une membrane fibreuse ou de l'entosphénoïde, lorsque ce dernier existe. Peu développés à raison même du petit volume du segment encéphalique qu'ils protègent, ces os gardent leurs connexions fondamentales dans tous les vertébrés. C'est ainsi qu'ils s'articulent en haut avec le frontal (n° 21), en arrière avec les alisphénoïdes (n° 6), et qu'ils livrent constamment passage aux nerfs optiques par un trou (quelques *malacoptérygiens*) ou par une simple échancrure (la plupart des *poissons*).

Les orbitosphénoïdes continuent la série des neurapophyses des vertèbres céphaliques.

FRONTAL et POSTFRONTAL. — Tous les auteurs s'accordent sur l'homologie spéciale du frontal (n° 21). La grande dimension de cet élément crânien n'est pas en rapport, dans les poissons, avec l'exiguïté de la portion correspondante de l'encéphale ; il est plutôt subordonné à la fonction de protéger les yeux et de former la majeure partie de l'orbite. Ses rapports en avant avec le nasal (n° 45) et les ethmoïdes (n° 42), en arrière avec les pariétaux (n° 10) et les postfrontaux (n° 22), en bas avec les orbitosphénoïdes (n° 20), démontrent que le frontal est une neurépine, comme du reste sa position le faisait pressentir.

Le *postfrontal*, ou parapophyse de la vertèbre frontale (n° 22), est situé à la partie postérieure et externe du frontal (n° 21). C'est une pièce osseuse d'un volume assez considérable et qui s'articule en dedans avec le frontal, en bas avec l'orbitosphénoïde (n° 20), en arrière avec le mastoïde (n° 9).

Une de ses connexions les plus importantes à signaler est celle que cet os présente avec l'épitympanique (25ª).

REPTILES.

D'après l'examen déjà fait (pag. 203 et suiv.), l'*orbitosphénoïde* (*Pl.* VI, n° 20), dans le crocodile, se place en avant de l'alisphénoïde (n° 6), au-dessous du frontal (n° 21) et au-dessus du présphénoïde (n° 19). Son volume dépasse de beaucoup celui de l'alisphénoïde, mais il se distingue facilement par son échancrure inférieure qui livre passage au nerf optique.

Les considérations que nous avons présentées à propos du *présphénoïde* (n° 19) du poisson, sont applicables aux reptiles, à moins qu'on ne regarde, avec M. Huxley [1], la plaque cartilagineuse superposée au vómer comme étant le corps antérieur du sphénoïde.

Le *frontal unique* (n° 21) et le *postfrontal* (n° 22) ont les mêmes relations que dans les poissons; seulement, dans le crocodile, le postfrontal, après s'être articulé avec le frontal, le mastoïde, le tympanique et l'orbitosphénoïde, descend sous la forme d'une colonne osseuse, pour se jeter sur le malaire (n° 48).

OISEAUX.

Dans les oiseaux, le *présphénoïde* (*Pl.* VII, n° 19) est encore soudé au postsphénoïde (n° 5); il se termine en avant par une pointe aiguë qui soutient l'ethmoïde d'une part, et qui s'articule antérieurement avec le vomer (n° 41) osseux (*autruche*, *aigle*, *butor*) ou cartilagineux (*gallinacés*).

[1] *The Croonian Lecture.* — *On the Theory of the Vertebrate Skull.*, 1858, dans le vol. IX des *Proceedings of the Royal Society of London.*

Les *orbitosphénoïdes* (n° 20), reconnaissables à l'ouverture qui transmet au dehors le nerf optique, se confondent de bonne heure avec les alisphénoïdes (n° 6) et le présphénoïde (n° 19). Ils conservent néanmoins leur rapport avec le frontal (n° 21).

Le *frontal* (n° 21) est volumineux, car il protége les yeux et concourt à former la majeure partie de l'orbite. Cet os a gardé dans l'oiseau ses connexions normales avec le nasal (n° 43) en avant, les pariétaux (n° 20) en arrière et les orbitosphénoïdes (n° 20) en bas. Sur son angle latéral externe (apophyse orbitaire externe), on rencontre quelquefois un germe osseux distinct qui correspond au postfrontal (n° 22).

MAMMIFÈRES et HOMME.

Les éléments de l'arc neural du segment céphalique que nous décrivons, apparaissent dans toute leur pureté chez les mammifères et l'homme.

Le *présphénoïde* (n° 19) reste indépendant pendant toute la vie, chez un grand nombre de mammifères (voyez pag. 158) et dans le fœtus humain, même un an après la naissance. Ce centrum s'unit rapidement aux orbitosphénoïdes (n° 20).

Les ailes antérieures sphénoïdales, plus grandes que les postérieures dans les ruminants et autres mammifères, sont perforées à leur base par le *foramen opticum*, et gardent leur connexion avec le frontal en haut et en avant et le présphénoïde en bas ; leur bord postérieur ne s'articule pas avec l'alisphénoïde, et de ce défaut de juxtaposition résulte une fente décrite en anthropotomie sous le nom de fente sphénoïdale.

Quant au *frontal* (n° 21), son volume est encore plus considérable que dans les vertébrés ovipares, conséquence forcée du développement des lobes antérieurs de l'encéphale. Il donne naissance en dehors à une apophyse volumineuse (n° 22) qui est l'analogue du postfrontal des autres animaux.

En résumant les résultats fournis par les homologies spéciale et générale des pièces osseuses que nous venons de passer en revue, on peut dire que l'arc neural de la vertèbre frontale est constitué de la manière suivante :

Présphénoïde — centrum.
Orbitosphénoïdes — neurapophyses.
Postfrontaux — parapophyses.
Frontal — neurépine.

ARC HÆMATAL.

Si, avant d'aborder l'étude détaillée des pièces de cet arc hæmatal ou tympano-mandibulaire, on jette un coup d'œil général sur les arcs renversés qui s'attachent au crâne, on ne peut s'empêcher de remarquer combien le caractère viscéral est clairement indiqué dans l'arc mandibulaire. Le pédicule tympanique en haut et la mâchoire inférieure en bas, connée avec celle du côté opposé, forment une courbe qui embrasse et protége le plancher inférieur de la cavité buccale et le pharynx. Seulement, il faut faire observer que le genre de vie de l'animal, le mécanisme de la respiration et de la déglutition, ainsi que les moyens de préhension, doivent imprimer à l'arc tympano-mandibulaire une série de modifications. Ces modifications changeront-elles le caractère hæmatal de l'arc ? Non, certes! et la comparaison des différents vertébrés entre eux, sous ce rapport, en est la preuve évidente.

Dans le poisson (*Pl.* V et X, de 25ª à 36), l'arc tympano-mandibulaire atteint son plus haut degré de développement ;

ce fait découle de la présence même des os operculaires et de la nécessité où se trouve l'arc hæmatal de combiner l'élasticité à la solidité. «Le poids de ces appendices (os de l'opercule), dit M. Owen [1], et les mouvements continuels en connexion avec la respiration et la nutrition, expliquent la nécessité de la subdivision du pédicule en pièces qui se recou-vrent et laissent une certaine élasticité pour les mouvements de recul, diminuant ainsi le danger d'une fracture, tout en augmentant la force de l'arc.» Comme conséquence de la pluralité des pièces qui constituent le pédicule tympanique du poisson, il faut noter l'étendue considérable de l'arc hæmatal et sa mobilité extrême.

L'arc renversé de la vertèbre frontale garde son attache à la parapophyse (n° 22) de son propre segment et s'articule, en outre, avec le mastoïde (n° 9). Les reptiles offrent des con-nexions analogues, car le tympanique (*Pl*. VI, *fig*. 2, n° 25) s'avance pour rejoindre le postfrontal (n° 22) tout en lon-geant le mastoïde (n° 9). L'homologie de l'os (n° 25ª) qui commence l'appareil suspenseur de l'arc hæmatal du poisson, est donc facile à établir, puisque cet os est le même que celui qu'on appelle tympanique dans les reptiles. En remon-tant dans les vertébrés, on s'aperçoit aussi que le pédicule de la mâchoire inférieure dans l'oiseau (*Pl*. VII, n° 25) est encore analogue au tympanique, quoiqu'ici un nouvel élé-ment (l'enclume) vienne s'y ajouter et se souder intimement avec lui.

Le volumineux squamosal de l'homme, s'interposant entre le tympanique et le frontal, déplace l'arc hæmatal et le re-foule en arrière de son propre segment, particularité que l'on retrouve du reste dans le sacrum de l'autruche. Mais il nous

____
[1] *Loc. cit.*, pag. 241.

semble que l'examen des têtes, et surtout celui de la cavité crânienne, doivent expliquer ce défaut de connexion du tympanique avec la parapophyse de son segment. Dans les poissons et les crocodiles, la cavité crânienne est peu spacieuse, et par suite les parapophyses (paroccipitaux, mastoïdes, postfrontaux) sont en quelque sorte exclues des parois protectrices des centres nerveux ; nous voyons conséquemment ces parapophyses conserver leurs rapports fondamentaux. Dans l'oiseau, l'encéphale a acquis un développement plus considérable, et le mastoïde, perdant alors son caractère apophyséal, contribue à protéger la masse nerveuse ; la capacité de la boîte crânienne augmente donc, et un de ses premiers effets est de séparer le tympanique du postfrontal ; néanmoins, dans beaucoup d'oiseaux on retrouve un filet osseux ou fibreux qui s'étend du postfrontal à la cavité articulaire où se loge le tympanique, de telle façon que les connexions subsistent quoiqu'à un degré moindre. Si nous arrivons aux mammifères et surtout à l'homme, tous les os crâniens sont mis à contribution pour la dilatation énorme de la boîte crânienne ; les neurépines, les parapophyses s'aplatissent et gagnent en surface ; les arcs hæmataux, en vertu de la loi du balancement des organes, diminuent de volume à mesure que les arcs neuraux se dilatent, et le tympanique s'atrophie et se cache derrière le squamosal ; ce dernier usurpe alors la fonction de s'articuler avec le maxillaire inférieur, quoique les rudiments du cartilage de Meckel montrent encore les connexions fondamentales de l'arc tympano-mandibulaire.

J'insisterai peu sur les homologies spéciales des pièces multiples du tympanique chez les poissons, et de la mâchoire inférieure chez ces animaux, les reptiles et les oiseaux : la discussion n'est utile que tout autant qu'elle amène à reconnaître l'homologie générale des parties ; je renvoie du reste le lecteur au chapitre V de ce mémoire , pages 172 et suivantes. Que l'os appelé hypotympanique (*Pl.* V, n° 25 *d*) soit une enclume ou une subdivision du tympanique ; que l'articulaire (n° 31) soit l'analogue du condyle de la mâchoire humaine ou une partie du marteau, ces déterminations ne masquent en rien l'homologie générale de l'arc tympano-mandibulaire.

VERTÈBRE NASALE.

POISSONS.

A mesure que l'on se rapproche des extrémités de la colonne vertébrale rachidienne et céphalique, les segments osseux se modifient et perdent même quelques-uns de leurs caractères. Le sacrum et le coccyx sont comptés par tous les anatomistes parmi les vertèbres du tronc, quoique cependant plusieurs de leurs éléments disparaissent. La vertèbre nasale qui termine l'axe morphologique en avant, rentre aussi dans la catégorie des segments atrophiés, mais néanmoins nous retrouverons en lui les caractères d'une vertèbre.

Vomer et ethmoïdes. — Le *vomer* (*Pl.* V, n° 41) forme avec les autres centrums céphaliques une longue tige osseuse parfaitement rectiligne et médiane. Il est mince, pointu en arrière, et soutient le présphénoïde (n° 19); il s'élargit insensiblement jusqu'à son extrémité antérieure, qui s'aplatit tout d'un coup et représente un demi-disque armé de dents. — Sa face inférieure est libre et lisse ; sa face supérieure se met en rapport avec le nasal (n° 43) qui repose sur lui, avec les ethmoïdes (n° 42) latéralement, et un peu avec le palatin (n° 45); en avant il est lâchement uni au susmaxillaire (n° 46).

Les *ethmoïdes* (n° 42) sont situés de chaque côté de la ligne médiane, mais conservent néanmoins des connexions fondamentales qui permettent de les déterminer dans les poissons et tous les autres vertébrés. — Libres par leur extrémité postérieure, ils s'attachent en avant et en dedans au vomer (n° 41) et au nasal (n° 43), au frontal en haut (n° 51); ils fournissent en dehors une articulation au palatin (n° 45). — Les ethmoïdes sont échancrés par les nerfs olfactifs et protégent le rhinencéphale. Nous avons déjà fait remarquer à plusieurs reprises l'importance du passage des nerfs à travers un os pour arriver à la détermination de l'homologie spéciale de cet os, et nous avons vu en outre que le nerf peut perforer ou échancrer seulement la pièce osseuse, sans que pour cela le caractère de la connexion perdît de sa valeur. Quelques anatomistes cependant, ne se rendant pas à l'évidence, ont voulu faire des ethmoïdes des démembrements du frontal (frontal antérieur de Cuvier) ne se basant surtout sur ce fait que le nerf olfactif ne traverse pas l'os en question. On peut répondre à ces anatomistes que l'alisphénoïde de la morue, du crocodile est simplement échancré par le nerf maxillaire inférieur, que l'orbito-sphénoïde du crocodile, de la plupart des oiseaux ne présente pas un canal complet au nerf optique, etc. Pour nous, nous trouvons dans l'os (n° 42) du poisson tous les rapports les plus importants de l'ethmoïde, à savoir : articulations avec le nasal, le frontal, le vomer et le palatin, échancrure pour transmettre le nerf olfactif sur les capsules olfactives.

Nasal. — Placé sur la face supérieure du crâne, le nasal (n° 43) continue la ligne ou le plan des neurépines ; il est mince en arrière, où il s'engrène avec le frontal (n° 21), et renflé en avant ; il rejoint le vomer (n° 41) et s'unit aux ethmoïdes (n° 42) sur les parties latérales. Reconnu comme un nasal par Spix et Geoffroy Saint-Hilaire, il a néanmoins été décrit par Cuvier sous le nom d'ethmoïde.

Nous ne trouvons pas de lacrymaux dans le poisson; nous ne pouvons regarder comme tel ce grand os qui commence la chaîne des petits osselets sous-orbitaires; cet os, en effet, est, comme les pièces voisines, une dépendance de la peau et non un élément de l'endosquelette.

REPTILES.

VOMER et ETHMOÏDES. — La première de ces pièces nous occupera peu ; sa détermination est tellement aisée, qu'il suffit de scier un crâne de reptile (*crocodile*, *tortue* ou *grenouille*) pour apercevoir cet os en avant du présphénoïde, dans la région des fosses nasales. Il peut présenter quelque analogie de forme avec le vomer d'un poisson (*tortue*), être simple ou double (*grenouille*); mais ces différences ne compliquent pas son homologie spéciale.

Les *ethmoïdes* (*Pl.* VI, n° 42) dans les crocodiles montrent les mêmes connexions que dans les poissons ; ils sont doubles, reposent en bas sur le vomer (n° 41), les palatins (n° 45), et s'articulent en haut avec le frontal (n° 21), le lacrymal (n° 44) et le nasal (n° 43). La face inférieure du frontal se creuse en une gouttière à la formation de laquelle participe l'ethmoïde, et dans cette gouttière passe le nerf olfactif.

Dans les batraciens anoures, l'ethmoïde est soudé sur la ligne médiane (os en ceinture de Cuvier).

NASAL et LACRYMAL. — Par suite de l'aplatissement du museau, les os nasaux (n° 43) du crocodile ne sont plus dans le même plan que les autres neurépines céphaliques, ainsi que nous l'avions remarqué chez la morue. Ces pièces osseuses sont longues ; effilées aux deux extrémités, contiguës l'une à l'autre dans toute leur longueur. En arrière, elles touchent au frontal (*Pl*. VI, *fig*. 2), aux ethmoïdes (n° 42) et aux lacrymaux (n° 44) ; en avant, elles s'articulent avec les intermaxillaires (n° 47), et sur les côtés avec les susmaxillaires (n° 46).

Les *lacrymaux* (n° 44), reconnaissables au trou qui les distingue dans la plupart des animaux, sont volumineux dans le crocodile et enclavés entre l'ethmoïde, le malaire et le susmaxillaire ; ils contribuent à former le rebord antéro-interne de la cavité orbitaire.

Toutes ces pièces osseuses, on le voit, se reconnaissent si aisément dans les têtes des vertébrés, qu'il suffit presque de les nommer sans les décrire ; cependant nous allons les poursuivre dans les oiseaux et les mammifères, où elles nous offriront quelques particularités propres à ces animaux.

OISEAUX.

Dans le crâne des oiseaux, le *vomer*, cartilagineux ou osseux, se place entre les palatins, au-dessous de l'ethmoïde et en avant du présphénoïde.

L'*ethmoïde* (*Pl*. VII, *fig*. 1, 2, n° 42) est médian, impair, terminé en pointe inférieurement, où il ne tarde pas à s'unir au présphénoïde et au vomer. Supposez les deux ethmoïdes du crocodile soudés sur la ligne médiane, et vous vous ferez une idée des rapports que cet os présente chez les oiseaux. Sa partie supérieure est fortement aplatie et sert en quelque sorte de support au frontal (n°21) et aux nasaux (n° 45) ; elle peut toucher aux lacrymaux (n° 44), mais toujours par une petite étendue. On retrouve encore ici des rapports intimes entre ces os et les nerfs olfactifs ; ces derniers glissent dans une rainure ou même un canal qui leur permet d'arriver jusque sur les capsules olfactives.

Quant aux nasaux (n° 45), ils affectent une forme bizarre; leur moitié postérieure, aplatie de haut en bas, repose sur le frontal (n° 21) et leur moitié antérieure, comme tordue sur elle-même, se termine par deux longues pointes qui vont rejoindre : l'une l'intermaxillaire (n° 47) (la plus interne), et l'autre le maxillaire supérieur (n° 46) (la plus externe). L'angle compris entre ces deux apophyses forme la partie postérieure de l'ouverture des narines.

Les os *lacrymaux* (n° 44) atteignent une dimension considérable ; ils saillent en dehors sous la forme de deux apophyses et représentent les parapophyses de la vertèbre nasale. Généralement constitués par une seule pièce, ces os sont quelquefois dus, comme dans l'aigle par exemple, à la réunion de deux germes osseux qui restent assez longtemps indépendants.

MAMMIFÈRES et HOMME.

Nous ne parlerons que de l'ethmoïde, car les autres éléments de l'arc neural conservent, dans les mammifères et l'homme, les rapports qu'ils nous ont montrés dans les vertébrés ovipares.

L'*ethmoïde* (*Pl.* VIII, IX , n° 42) des mammifères est un os complexe par suite de la coalescence de cellules osseuses connues en anthropotomie sous le nom de cellules ethmoïdales et cornets supérieurs. Ici, pour la première fois, nous trouvons un ethmoïde criblé d'un grand nombre de trous (lame criblée), où se tamisent en quelque sorte les nerfs olfactifs; mais il importe de remarquer toutefois que cet ethmoïde supporte les ganglions olfactifs. Cet os envoie une cloison osseuse médiane et verticale, qui descend dans la cavité nasale pour rejoindre le vomer, et qui divise ainsi cette grande cavité en deux cavités secondaires ou fosses nasales. La muqueuse pituitaire tapisse toute l'étendue de ces fosses nasales, se replie sur les saillies et les anfractuosités des cornets et des cellules ethmoïdales qui augmentent ainsi beaucoup l'étendue de sa surface ; ces productions osseuses qui soulèvent la muqueuse n'appartiennent pas à l'endosquelette et rentrent dans la même catégorie que le sclérotal, le rocher, etc.

Si nous recherchons l'homologie générale des pièces osseuses que nous venons de passer en revue, nous pourrons dresser le tableau suivant :

Vomer — centrum,
Ethmoïdes — neurapophyses,
Lacrymaux — parapophyses,
Nasaux — neurépine.

ARC HÆMATAL.

L'arc hæmatal de la vertèbre nasale l'emporte de beaucoup par son volume sur la portion neurale ; les pièces qui entrent dans sa composition sont : les palatins (*pleurapophyses*), les susmaxillaires (*hœmapophyses*) et l'intermaxillaire (*hœmépine*) ; à cet arc hæmatal se rattachent, comme appendices, les ptérygoïdes et les malaires. Par une heureuse exception, tous les auteurs sont d'accord sur l'homologie spéciale de ces os, de telle sorte que nous devons nous borner à montrer leur arrangement pour la constitution de l'arc hæmatal.

Les palatins partent de chaque côté du centrum, s'étendent latéralement en se réunissant à l'apophyse palatine du susmaxillaire, et forment dans tous les vertèbrés, à l'exception des poissons, un plancher osseux qui sépare les cavités buccale et nasale l'une de l'autre. En arrière, ces pleurapophyses sont reliées à la vertèbre frontale au moyen des pté-

rygoïdes dont le volume et la forme présentent des modifications sans nombre. Ces ptérygoïdes sont des lames minces
et verticales chez l'homme (*Pl.* IX, n° 25) et les mammifères (*Pl.* VIII, n° 25), et vont se réunir aux apophyses subcentrales du postsphénoïde ; dans les oiseaux (*Pl.* VII,
n° 25), elles se renflent à leurs extrémités et s'articulent,
d'une part au tympanique, et d'autre part au palatin et au
présphénoïde ; dans les crocodiles (*Pl.* VI, n° 25), elles s'é-
talent à la manière de deux larges ailes et se continuent sur
un même plan avec les palatins horizontaux ; dans les poissons, enfin (*Pl.* V), elles s'étendent du palatin au pédicule
de l'arc tympano-mandibulaire.

Les pleurapophyses palatines se continuent en avant par les
hæmapophyses ou susmaxillaires (n° 40), dont les extrémités
antérieures se relient l'une à l'autre par l'intermédiaire d'une
hæmépine on intermaxillaire (n° 47). Cet os intermaxillaire
est presque invisible chez l'homme, à raison même de sa
prompte coalescence avec les susmaxillaires ; mais l'analogie,
la tératologie et l'étude des embryons ne permettent pas de
douter de son existence (voyez *Pl.* IX, *fig.* 2). Enfin, disons
en terminant que le malaire (n° 40) se détache du susmaxillaire et se réunit à l'arc hæmato-frontal au moyen du
squamosal.

CONCLUSIONS

L'examen détaillé des connexions et de l'arrangement des pièces osseuses céphaliques nous permet de poser les conclusions suivantes :

1° La tête n'est qu'une partie plus dilatée du rachis, de même que l'encéphale n'est qu'une moelle épinière plus volumineuse.

2° Les axes nerveux et viscéral se continuent dans l'extrémité céphalique.

3° La tête offre la même segmentation que le reste du tronc.

4° Les segments, ou *vertèbres*, sont au nombre de quatre, qu'on peut désigner par les termes ci-dessous :

D'après leurs centrums......	Basilaire. Postsphénoïdal. Présphénoïdal. Vomérin.
D'après leurs arcs neuraux...	Occipital. Pariétal. Frontal. Nasal.
D'après leurs arcs. hæmataux.	Thyrohyal. Stylhyal Mandibulaire. Maxillaire.

5° Ces quatre vertèbres existent dans tous les vertébrés ovipares ou vivipares, et les éléments qui les constituént sont toujours homotypes à des éléments du rachis et homologues entre eux.

6° Les faits embryologiques viennent confirmer la théorie vertébrale de la tête, par la démonstration de ce principe fondamental : *La tête et le tronc sont construits d'après un seul et même type qui est le type vertébral.*

Et maintenant, affirmons que cette grande idée de l'unité de composition organique, entrevue par des esprits supérieurs, n'est pas une vaine hypothèse ; en l'approfondissant on arrive à la justifier par des faits certains et à découvrir les lois générales qui président à la formation du squelette.

TABLE DES MATIÈRES

EXPLICATION DES PLANCHES

Nota. — Les signes ont la même valeur dans les Planches V, VI, VII, VIII, IX et X. Ainsi, les chiffres 1, 10, 21, etc., désigneront dans toutes les planches sus-mentionnées le basilaire, le pariétal, le frontal, etc. — Nous avons ajouté à la fin de ce mémoire un Tableau où sont placées en regard les diverses synonymies employées par les auteurs classiques : Cuvier, Geoffroy Saint-Hilaire et Owen. — Une petite colonne spéciale, parallèle à chaque grande division, contient les chiffres ou lettres dont ces auteurs se sont servis pour indiquer les pièces osseuses de la tête. Enfin, et pour rendre l'intelligence de nos descriptions plus facile, nous avons inscrit dans la dernière colonne de droite les termes usités en anatomie humaine. Nous espérons qu'à l'aide de ces diverses précautions, le lecteur pourra suivre sans trop de peine l'exposé de la théorie vertébrale de la tête.

PLANCHE I.

Fig. 1. — Occipital vu par la face postérieure et destiné à montrer une apophyse osseuse comparable à une parapophyse vertébrale. La pièce sur laquelle a été copié ce dessin est déposée au musée d'anatomie de la Faculté de médecine de Montpellier, sous le n° 49, armoire 2.

a. Saillie osseuse ou parapophyse occipitale. Le relief de cette saillie n'est pas très-accusé par suite même de la position de l'occipital. Le trait qui part de la lettre *a* devrait arriver jusque sur la partie que nous indiquons, et non pas s'arrêter sur les bords de l'os.

b. Condyle de l'occipital.

d. Trou condylien antérieur.

c. Trou occipital.

Fig. 2. — Même préparation que la fig. 1, mais vue d'une manière différente.

d. Saillie osseuse ou parapophyse occipitale vue de profil, afin qu'on puisse juger de son volume et de sa forme.

b. Condyle occipital.

c. Trou condylien postérieur.

a. Trou occipital.

e. Mastoïde.

Fig. 3. — Sphénoïde d'un fœtus humain ; les pièces ont été séparées les unes des autres, à l'exception des deux corps (voyez. pag. 159).

a. Présphénoïde (corps antérieur du sphénoïde).

b. Postsphénoïde (corps postérieur du sphénoïde).

c. Orbitosphénoïdes (petites ailes sphénoïdales).

d. Alisphénoïdes (grandes ailes sphénoïdales).

Fig. 4. — Tête d'un monstre humain (*exencéphale*).

b. Cerveau faisant hernie hors de la cavité crânienne.

a. Occipital.

c. Pariétal.

d. Frontal.

PLANCHES II et III.

Ces Planches sont empruntées au grand ouvrage de **M.** Coste sur l'*Histoire générale et particulière du développement des corps organisés*; Paris, 1849. Elles représentent un embryon humain de 25 à 28 jours, grossi environ quinze fois et vu de trois quarts par le côté droit. Nous avons reproduit ces figures en entier, pour qu'on puisse juger par comparaison du développement de l'appareil branchial et du développement des autres systèmes organiques.

Les signes sont les mêmes que dans la *Planche* IIIª de l'ouvrage de **M.** Coste ; nous nous bornerons a indiquer les plus importants :

3. Orifice externe de la fosse nasale droite.

4. Bourgeons maxillaires supérieurs.

5. Mâchoire inférieure.

6, 6″, 6‴. Arcs branchiaux séparés par les fentes branchiales.

6′. Oreille rudimentaire.

11. OEil droit rudimentaire.

7. Orifice commun des organes génito-urinaires.

8. Extrémité caudale de l'embryon.

9. Membres thoraciques.

9′. Membres abdominaux.

10. Vésicule ombilicale.

1. Fragment de chorion sur lequel se distribuent les deux artères (n) et les deux veines (u) ombilicales.

2. Cordon ombilical.

e. Estomac.

i. Intestin.

f. Foie.

m. Corps de Wolf.

o. Oreillette droite du cœur.

o'. Oreillette gauche du cœur.

v. Ventricule droit.

v'. Ventricule gauche.

$œ$. Poumons.

Dans la *Planche* III on voit le même embryon, mais dans une position différente ; les signes ont la même valeur. La *figure* de gauche montre l'appareil branchial incisé sur les parties latérales, détaché de l'embryon et renversé sur lui-même. 5′ indique le bourgeon de la langue.

PLANCHE IV.

Jeunes embryons de LAPIN ; la tête seule a été dessinée.

Fig. 1 et 2.— 1. Lobes maxillaires supérieurs (premier arc viscéral pour nous).

2. Deuxième arc viscéral.

3. Troisième arc viscéral.

4. Quatrième arc viscéral.

5. Cinquième arc viscéral.

a, b, c, d. Vésicules cérébrales et moelle allongée.

œ. OEil.

o. Oreille.

p. Bourgeon frontal médian.

On voit, en outre, dans la *figure* 1 le cœur avec le bulbe de l'aorte et quelques rudiments des corps et des arcs supérieurs des vertèbres.

Fig. 3. — Embryon un peu plus âgé que ceux des *figures* 1 et 2.

1. Bourgeons maxillaires supérieurs (premier arc viscéral).

2. Deuxième arc viscéral.

g. Pharynx.

l. Langue.

v. Voûte palatine.

œ. OEil.

p. Bourgeon frontal médian, s'élargissant en bas pour former les bourgeons incisifs.

PLANCHE V.

Tête de morue désarticulée. Cette tête est reproduite en petit dans la *Planche* X. Pour l'explication des signes, voyez le Tableau des synonymies.

PLANCHE VI.

OSTÉOLOGIE DU CROCODILE.

Fig. 1. — Section verticale sur la ligne médiane. Cette figure est principalement destinée à montrer le rocher (n° 7), les ailes du sphénoïde (nos 6 et 20). — Les signes ont partout la même signification.

Fig. 2. — Tête de crocodile vue par sa face supérieure. Une moitié de cette figure est simplement dessinée au trait, pour indiquer nettement les sutures et les chiffres qui correspondent au tableau général.

Fig. 3. — Même tête désarticulée, à laquelle est ajouté l'appareil hyoïdien.

PLANCHE VII.

OSTÉOLOGIE DU DINDON.

FIG. 1. — Tête d'un jeune dindon. Tous les os, à l'exception de l'occipital et du postsphénoïde, ont été désarticulés sans l'aide de la scie.

FIG. 2. — Tête d'un jeune poulet âgé de 15 jours après l'éclosion. On distingue les sutures qui limitent chaque pièce osseuse.

FIG. 3. — La même vue par derrière.

PLANCHE VIII.

FIG. 1. — Tête désarticulée d'un FOETUS DE VEAU. On a oublié de marquer les signes 8 et 25 qui correspondent au squamosal et au tympanique.

FIG. 2. — Tête de TORTUE vue par derrière. On est frappé de la ressemblance de l'occipital de la tortue avec une vertèbre du tronc. Le no 1 est le corps (*centrum*), le no 2 la lame vertébrale (*neurapophyse*), le n° 3 l'apophyse épineuse (*neurépine*) et le n° 4 l'apophyse transverse (*parapophyse*).

FIG. 3. — La même tête de TORTUE vue de côté.

PLANCHE IX.

FIG. — Tête désarticulée d'un FOETUS HUMAIN de 6 à 7 mois.

FIG. 2. — Pièce communiquée par M. le docteur Déramond (de Toulouse) et dont nous avons pris un dessin ; on y voit les os intermaxillaires ou incisifs parfaitement isolés des maxillaires supérieurs.

FIG. 3, 4, 5, 6. — Représentent, d'après Dugès, l'appareil branchial du TÊTARD et l'hyoïde du CRAPAUD commun.

PLANCHE X.

Nous avons voulu, dans cette Planche coloriée, résumer toute la théorie vertébrale de la tête telle que nous la comprenons. Pour arriver à ce but, nous avons pensé que le meilleur moyen était d'avoir recours à des couleurs conventionnelles exprimant, d'après leur ton, la signification de tel ou tel élément vertébral.

Le *carmin* représente les CENTRUMS (corps de vertèbres).

L'*orange* — les NEURAPOPHYSES (lames vertébrales).

Le *bleu* — les PARAPOPHYSES (apophyses transverses).

Le *rose* — les NEURÉPINES (apophyses épineuses).

Le *vert* — les ARCS HÆMATAUX (côtes, cartilages costaux et sternum).

Le *jaune* — les APPENDICES.

Pour l'explication des signes, voir le Tableau des synonymies.

ERRATA.

Page XXI, *au lieu de :* chaque tribu; *lisez :* chaque embranchement.

Page 52, *au lieu de :* der Vertebral-der Hörnernev; *lisez :* der Vertebral-der Hörnerv.

Page 179, *au lieu de :* avec le postsphénoïdal (n° 5); *lisez :* avec le postsphénoïde (n° 5).

Dans les planches V et X (poisson), le n° 14 doit être effacé.

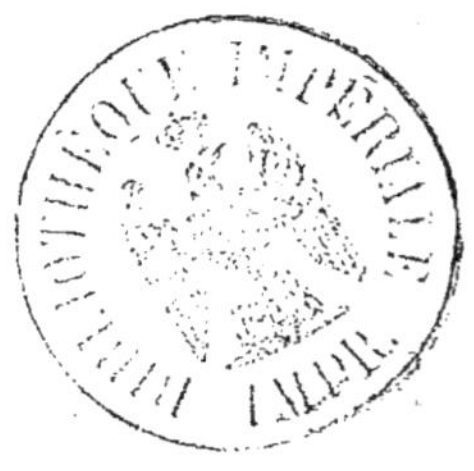

Tableau à double entrée : section **POISSON** (Geoffroy St-Hilaire, Cuvier, Owen) et section **CROCODILE** (Geoffroy St-Hilaire, Cuvier, Owen), encadrées par les dénominations employées dans ce mémoire et en anthropotomie. Les tirets (…) reproduisent les lignes pointillées de l'original (absence de synonyme).

N° (ce mém.)[1]	Dénomination (ce mémoire)	Geoffroy St-H. P.[2]	(nom)	Cuvier P.[3]	(nom)	Owen P.[4]	(nom)	Geoffroy St-H. C.[5]	(nom)	Cuvier C.[6]	(nom)	Owen C.[7]	(nom)	Dénominations en anthropotomie	N°
1	Basilaire	F — G	Basisphénal et otosphénal.	5	Basilaire.	1	Basioccipital.	F + G	Sous-occipital.	r	Basilaire.	1	Basioccipital.	Apophyse basilaire.	1
2	Exoccipital.	z	Exoccipital.	10	Occipital latéral.	2	Exoccipital.	Z + R	Pluroccipital.	s	Occipital latéral.	2	Exoccipital.	Parties condyliennes.	2
3	Suroccipital.	u	Interpariétal.	8	Interpar. occipit. sup. (perche).	3	Suroccipital.	Q	Rupéal unique.	q	Occipital supérieur.	3	Suroccipital.	Partie squameuse occipitale.	3
4	Paroccipital.	y	Suroccipital.	9	Occipital externe (perche).	4	Paroccipital.	…	…	…	…	…	…	Attaches du droit latéral.	4
5	Postsphénoïde.	É	Hyposphénal.	6	Sphénoïde.	5	Basisphénoïde.	E	Hyposphénal.	x	Corps du sphénoïde.	5	Basisphénoïde.	Corps postérieur du sphénoïde.	5
6	Alisphénoïde.	m	Ptéréal.	11	Aile temporale.	6	Alisphénoïde.	X	Ptéréal.		Rocher.	6	Alisphénoïde.	Grandes ailes sphénoïdales.	6
7	Rocher.	V'	In-rupéal interne.	15	Rocher.	16	Pétrosal.	…	…	…	…	16	Pétrosal.	Rocher.	7
8	Squamosal.		…	…	…	…	…	x	Cotyléal.	p	Temporal écailleux.	27	Squamosal.	Partie écailleuse du temporal.	8
9	Mastoïde.	V"	Ex-rupéal.	12	Mastoïdien.	8	Mastoïde.	P	Temporal.	u	Mastoïdien.	8	Mastoïde.	Apophyse mastoïde.	9
10	Pariétal.	9	Pariétal.	7	Pariétal.	7	Pariétal.	Y	Pariétal.	m	Pariétal.	7	Pariétal.	Pariétal.	10
11	Thyrohyal.	b, u	Basihyal et urohyal. Thyréal et arythénéal.	53,54,55 57	Chaîne intermédiaire d'osselets. Pièce interne de la partie inférieure de l'anneau branchial.	45 46	Basibranchial. Hypobranchial.	…	…	…	…	…	…	Grandes cornes de l'hyoïde.	11
12	Basihyal.	n, c	Apohyal et cératohyal.	59, 40	Petites pièces.	41	Basihyal.	…	…		Corps de l'hyoïde.	41	Basihyal.	Corps de l'hyoïde.	12
13	Urohyal.	l	Épisternal.	42	Queue de l'hyoïde.	43	Urohyal.	…	…	…	…	…	…	…	
15	Préhyal.	m	Hyesternal.	58	Grande pièce latérale.	40	Cératohyal.	…	…	b	Cornes antérieures.	40	Cératohyal.	Petites cornes de l'hyoïde.	15
16	Hypostylhyal.	n	Hyposternal.	57	Grande pièce latérale.	59	Épihyal.	…	…	c	Petit appendice cartilagineux.	59	Épihyal.	Ligament stylo-hyoïdien.	16
17	Stylhyal.	st	Stylhyal[6].	29	Osselet styloïde.	58	Stylohyal.	…	…	…	…	…	…	Apophyse styloïde du temporal.	17
18	Branchiostèges	s	Côtes sternales.	45	Rayons branchiostèges.	44	Branchiostégaux.	…	…	…	…	…	…	…	
19	Présphénoïde.	I	Hyposphénal.	6	Sphénoïde.	9	Présphénoïde.	…	…	…	…	9	Présphénoïde.	Corps antérieur du sphénoïde.	19
19'	Entosphénoïde.	D	Entosphénal.	13	Sphénoïde antérieur.	9'	Entosphénoïde.	D	Entosphénal.	…	…	…	…	…	19'
20	Orbitosphénoïde.	n	Ingrassial.	14	Aile orbitaire.	10	Orbitosphénoïde.	V	Ingrassial.	g	Grandes et petites ailes sphén.	10	Orbitosphénoïde.	Petites ailes sphénoïdales.	20
21	Frontal.	i	Frontal.	1	Frontal principal.	11	Frontal.	U	Frontal.	H	Frontal.	11	Frontal.	Frontal.	21
22	Postfrontal.	r	Temporal.	4	Frontal postérieur.	12	Postfrontal.	O	Jugal.	h'	Frontal postérieur.	12	Postfrontal.	Apophyse orbitaire externe.	22
23	Ptérygoïde.	g	Adgustal.	24	Transverse.	24	Ptérygoïde.	v	Hérisséal.	f	Apophyse ptérygoïde interne.	24	Ptérygoïde.	Aile interne ptérygoïde.	23 et 24
24	Entoptérygoïde.	p	Hérisséal.	25	Ptérygoïdien interne.	25	Entoptérygoïde.	u	Adgustal.	d	Transverse.	25	Ectoptérygoïde.	…	
25	Tympanique[9].		…	…	…	…	…	p + y + H	Enostéal.		Caisse.	28	Tympanique.	Cercle du tympan.	25
25a	Épitympanique.	s'	Serrial proprement dit.	25	Temporal.	28a	Epitympanique.	…	…	…	…	…	…	…	
25b	Mésotympanique.	s"	Uroserrial.	31	Symplectique.	28b	Mésotympanique.	…	…	…	…	…	…	…	
25c	Prétympanique.	t'	Épicotyléal.	27	Tympanal.	28c	Prétympanique.	…	…	…	…	…	…	…	
25d	Hypotympanique.	t"	Hypocotyléal.	26	Jugal.	28d	Hypotympanique.	…	…	…	…	…	…	…	
30 à 56	Maxillaire inférieur.		…	…	…		Maxillaire inférieur.	…	…	…	…		Maxillaire inférieur.	Maxillaire inférieur.	30 à 56
31	Articulaire.		Submalléal.	33	Articulaire.	29	Articulaire.		Subrupéal.	y	Articulaire.	29'	Articulaire.	…	
32	Surangulaire.		Subcotyléal.	36	Angulaire.	30	Angulaire.		Subjugal.	x	Surangulaire.	30	Surangulaire.	…	
33	Angulaire.		…	…	…	…	…		Subtemporal.	v	Angulaire.	31	Angulaire.	…	
34	Operculaire.		…	…	…	…	…		Sublacrymal.	&	Operculaire.	31'	Splénial.	…	
35	Complémentaire.		…	…	…	…	…		Subpalpébral.	z	Complémentaire.	52	Coronoïde.	…	
36	Dentaire.		Subdental.	34	Dentaire.	32	Dentaire.		Subdental.	u	Dentaire.	55	Dentaire.	…	
37	Préoperculaire.	W	Tympanal.	30	Préopercule.	34	Préoperculaire.	…	…	…	…	…	…	…	
38	Operculaire.	m	Stapéal.	28	Opercule.	35	Operculaire.	…	…	…	…	…	…	…	
39	Suboperculaire.	u	Incréal.	32	Sousopercule.	36	Suboperculaire.	…	…	…	…	…	…	…	
40	Interoperculaire.	x'	Malléal.	55	Interopercule.	57	Interoperculaire.	…	…	…	…	…	…	…	
41	Vomer.	B	Rhinosphénal.	16	Vomer.	13	Vomer.		Voméral.	…	…	13	Vomer.	Vomer.	41
42	Ethmoïde.	f	Lacrymal.	2	Frontal antérieur.	14	Prefrontal.	n	Ethmophysal.	h	Frontal antérieur.	14	Prefrontal.	Ethmoïde.	42
43	Nasal.	z	Nasal.	3	Ethmoïde.	15	Nasal.	T	Nasal.	k	Nasal.	15	Nasal.	Os propres du nez.	43
44	Lacrymal.		Adorbital.	15	Lacrymal.	75	Lacrymal.	M	Lacrymal.	i	Lacrymal.	75	Lacrymal.	Lacrymal.	44
45	Palatin.	t	Palatal.	22	Palatin.	20	Palatin.	t	Palatin.	e	Palatin.	20	Palatin.	Palatin.	45
46	Susmaxillaire.	d	Addental.	18	Maxillaire supérieur.	21	Maxillaire.	L	Addental.	bb'	Maxillaire supérieur.	21	Maxillaire.	Maxillaire supérieur.	46
47	Intermaxillaire.	c	Adnasal.	17	Intermaxillaire.	22	Prémaxillaire.	S	Adnasal.	a	Intermaxillaire.	22	Prémaxillaire.	Os incisif.	47
48	Malaire.		…	…	…	…	…	o	Adorbital.	c	Jugal.	26	Malaire.	Malaire.	48

NOTA. — La première et la dernière colonne renferment les signes employés dans ce mémoire. Les autres colonnes sont destinées à indiquer les synonymies avec les chiffres ou lettres employés par les auteurs.

[1] Les signes ont la même valeur dans le texte et dans les Planches V, VI, VII, VIII, IX, X.

[2] Geoffroy Saint-Hilaire; *Ann. Sc. nat.*, tom. VI, pag. 322, 1825, Pl. XIV et XV (Tête osseuse du Mérou).

[3] Cuvier; *Histoire naturelle des poissons*, Paris, 1828 (Ostéologie de la Perche).

[4] Owen; *Ostéologie comparée et homologies du squelette vertébré*, Paris, 1855 (Ostéologie de la Morue).

[5] Geoffroy Saint-Hilaire; *Ann. Sc. nat.*, 1824, tom. III, pag. 245, Pl. XVI. — Plus tard, en 1833 (*Mém. Acad. roy. des Sc.*, tom. XII), Geoffroy a échangé quelques-unes des dénominations précédentes : c'est ainsi que le pluroccipital est devenu un exoccipital, le rupéal unique un interpariétal, le ptéréal un pré-rupéal.

[6] Cuvier; *Ossements fossiles*, 3e édition, tom. V bis, pag. 67, Pl. III; 1825.

[7] Owen; *loc. cit.*

[8] Les indications pour la série d'os correspondant aux pièces de l'hyoïde sont tirées de l'*Anatomie philosophique* de Geoffroy. Paris, 1818, pag. 158, Pl. III, fig. 29.

[9] Nous faisons nos réserves à propos de la détermination des pièces du tympanique du Poisson. C'est là un sujet qui demande de nouvelles recherches, surtout au point de vue embryologique.

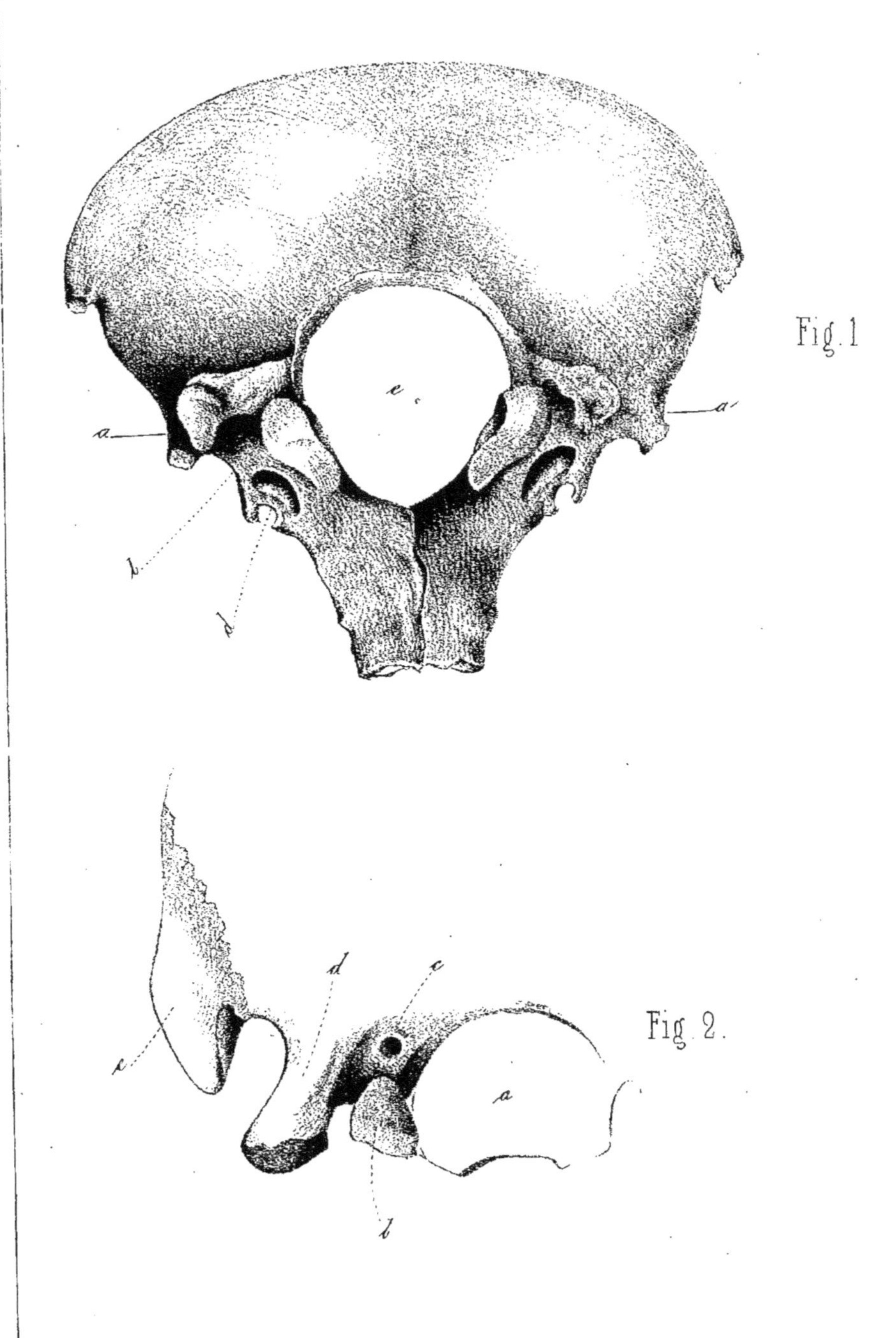

Lith. par Chatinière. r. St Jacques, 21

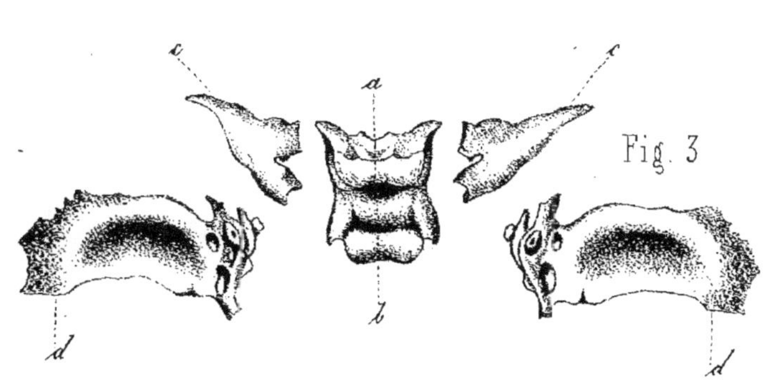

Fig. 3

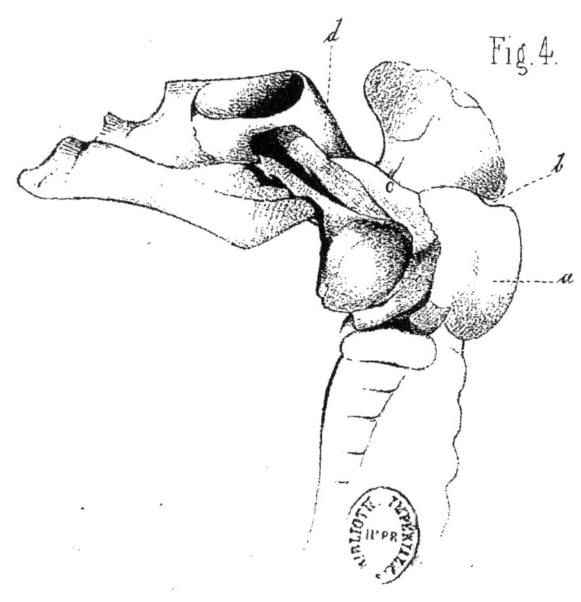

Fig. 4.

Chatinière, r. St. Jacques, 94, Paris.
Lith. Lemercier, à Paris.

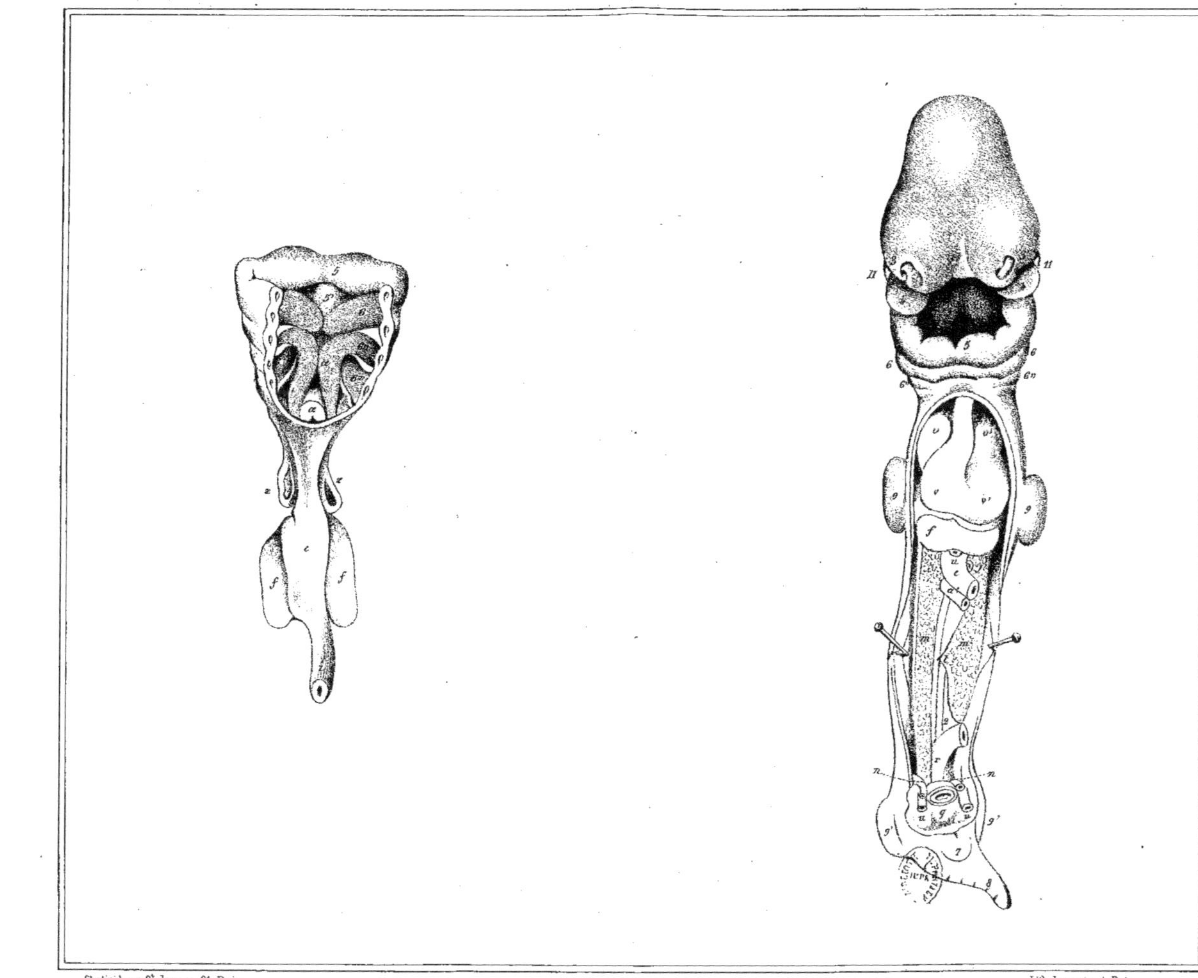

Planche 3.

Fig. 1.

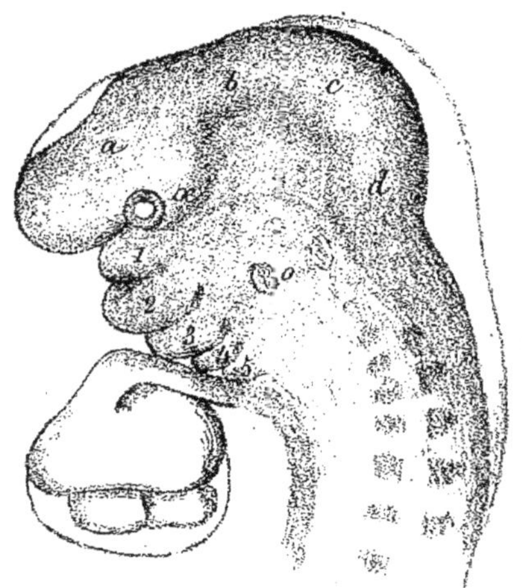

Fig. 2.

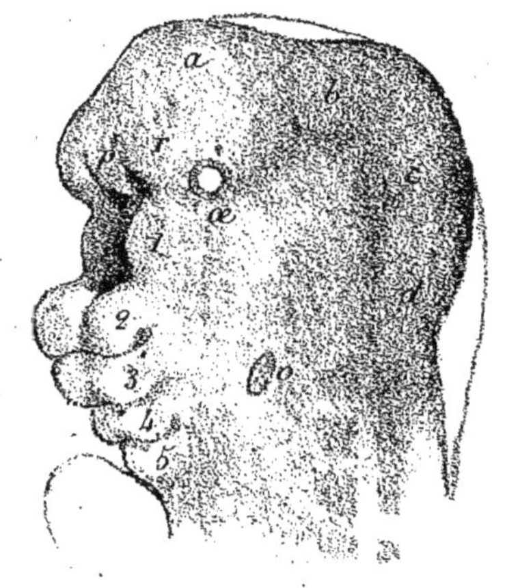

Fig. 3.

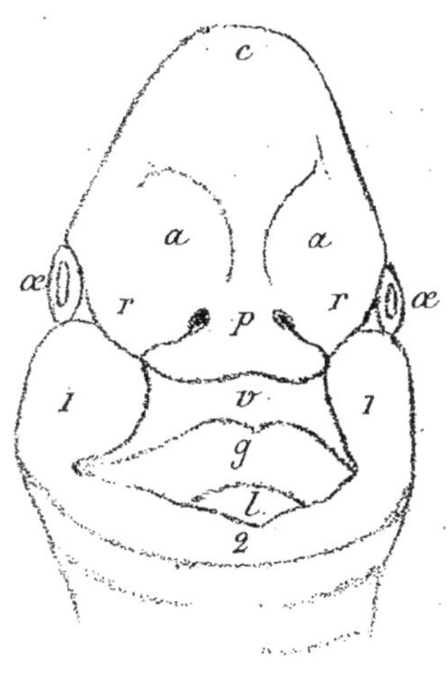

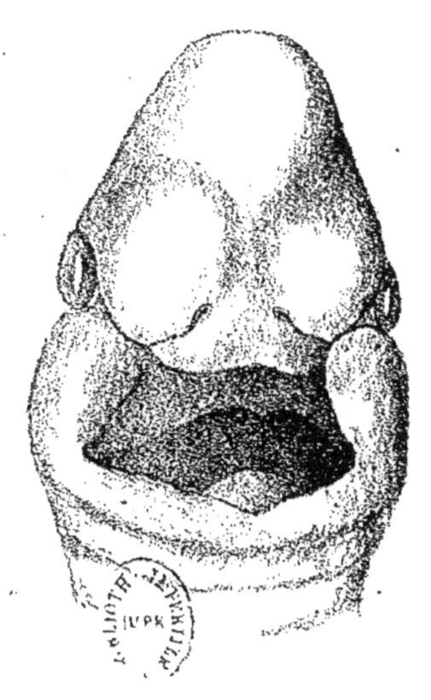

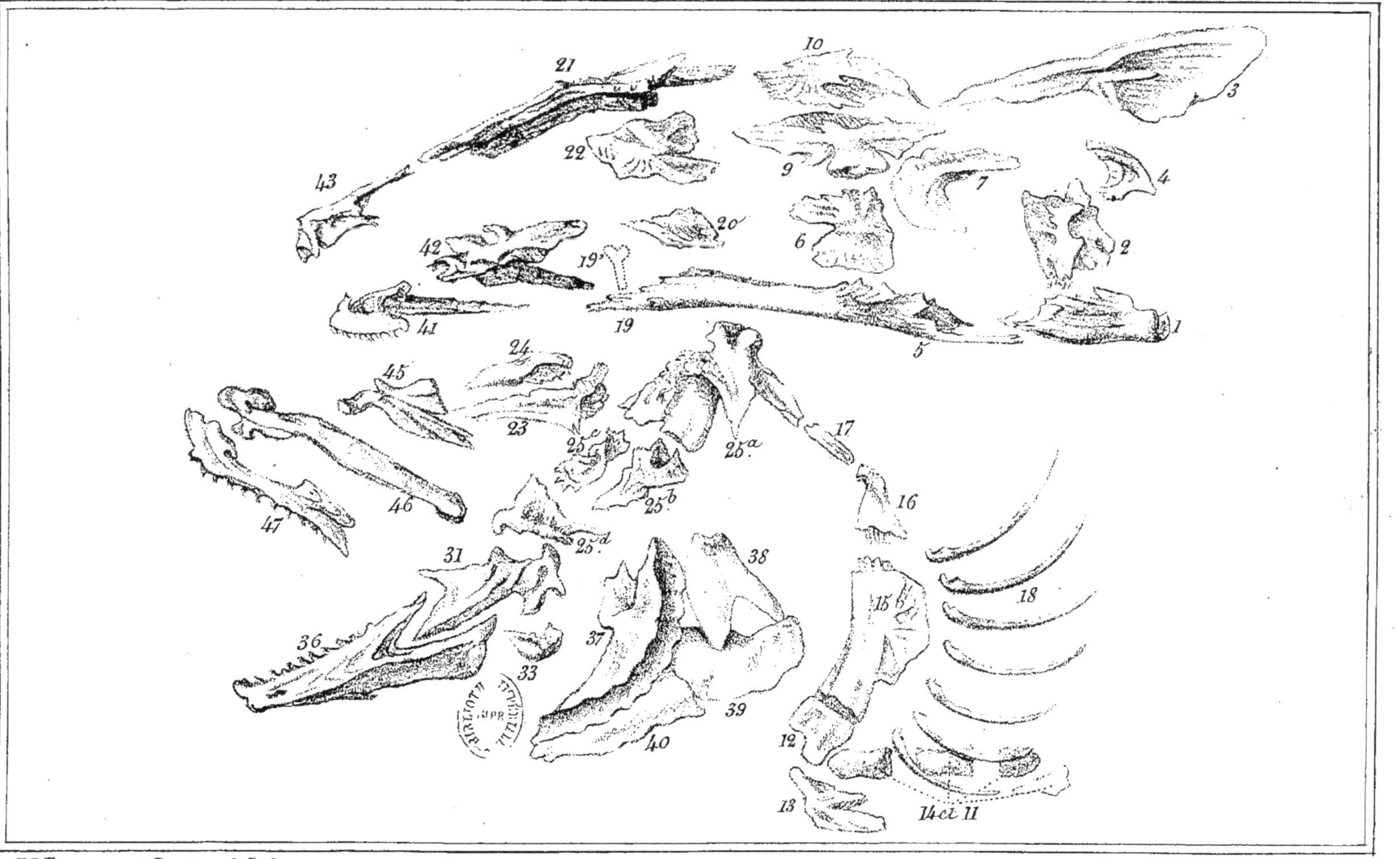

Dʳ Ramette et Bertrand, Lith.

Lith. Boehm et fils, Montpellier.

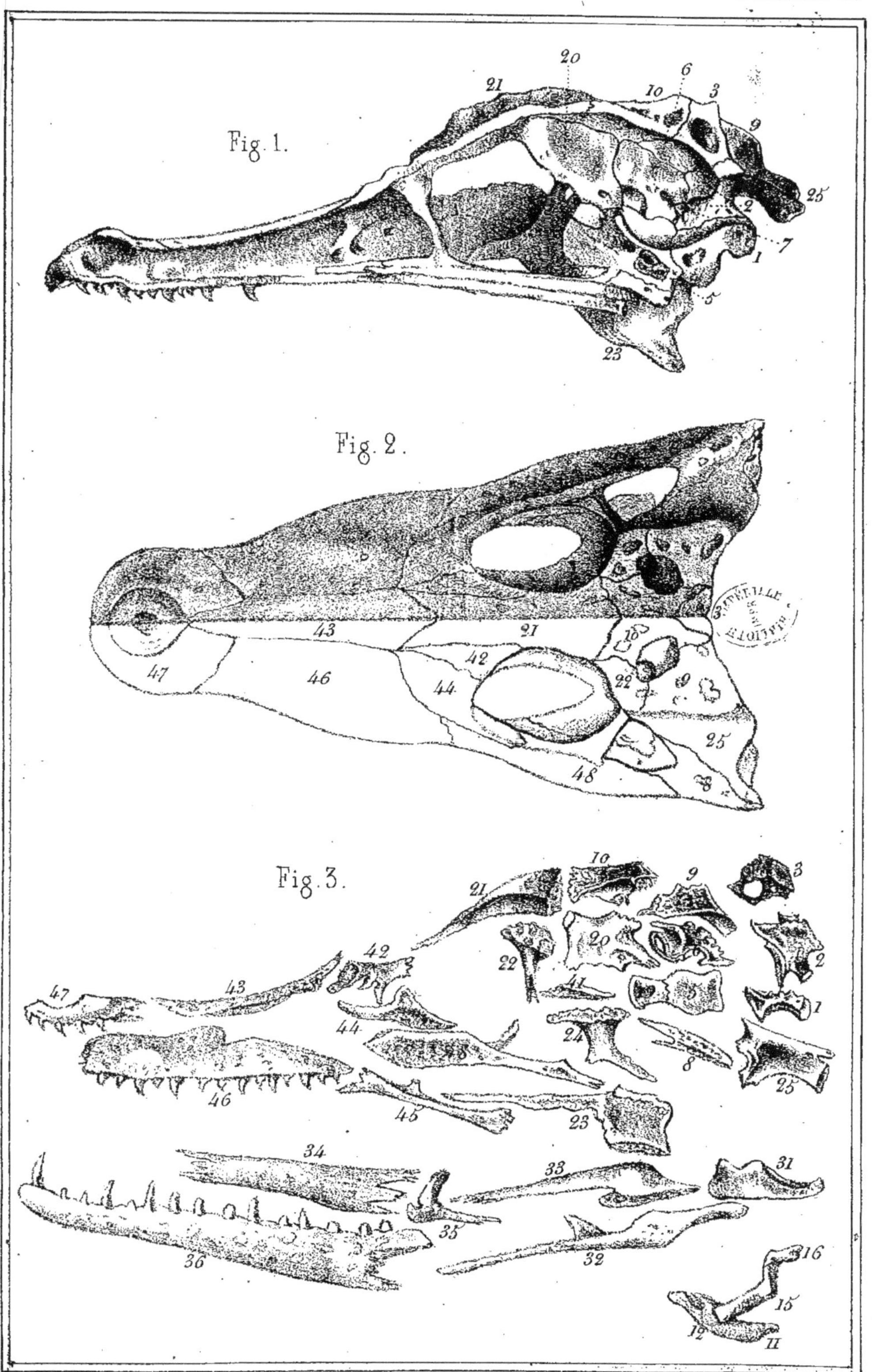

     Lith. Boehm et fils, Montpellier.

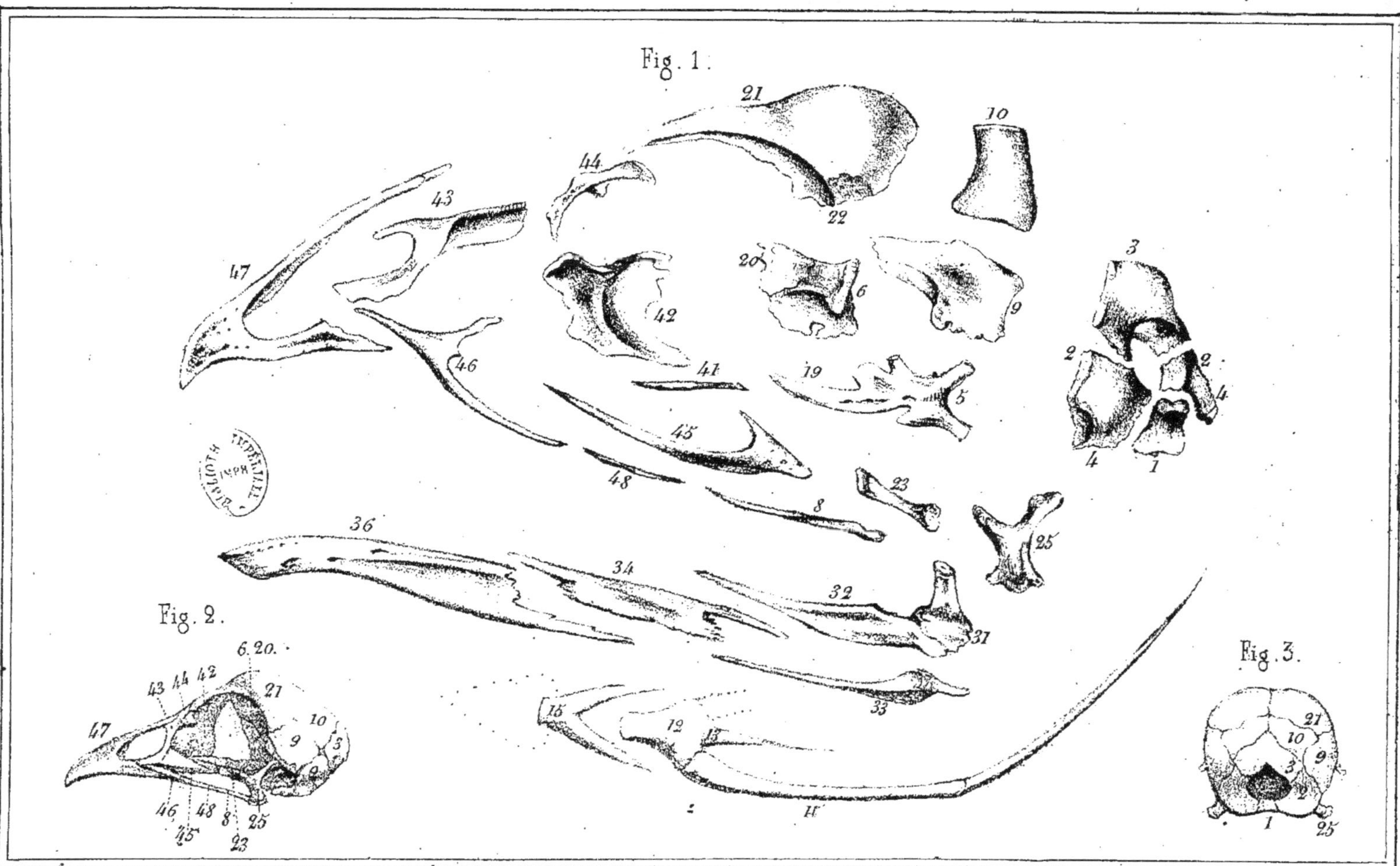

Fig. 1.

Fig. 2.

Fig. 3.

Planche 8
Fig. 1 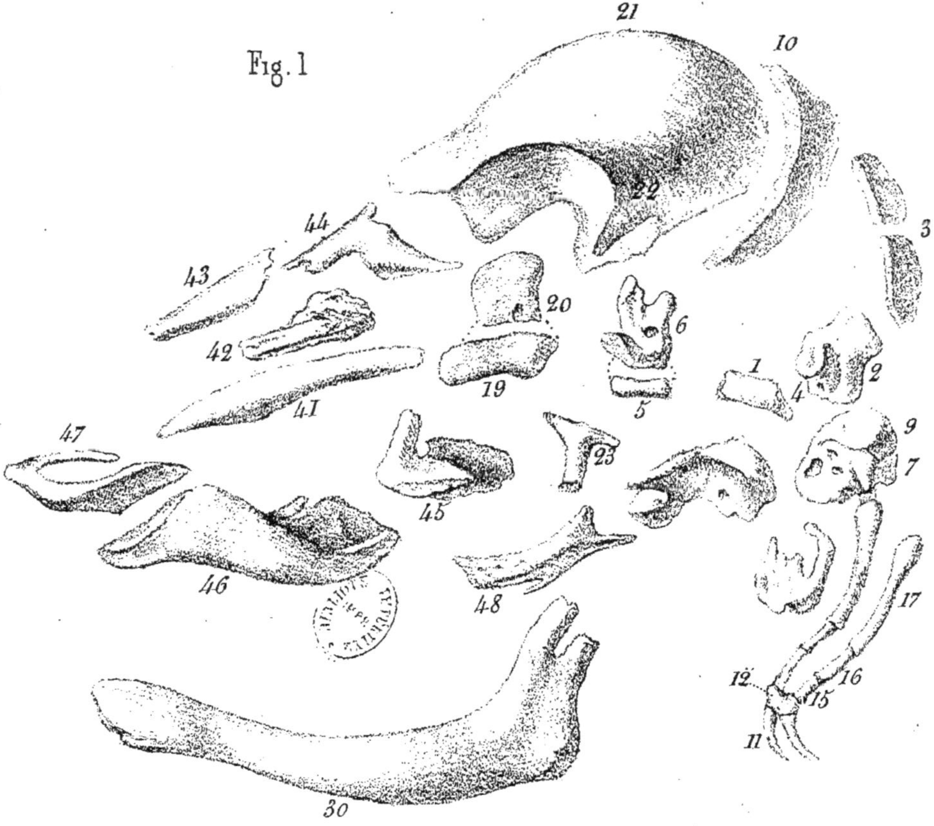
Fig. 2. 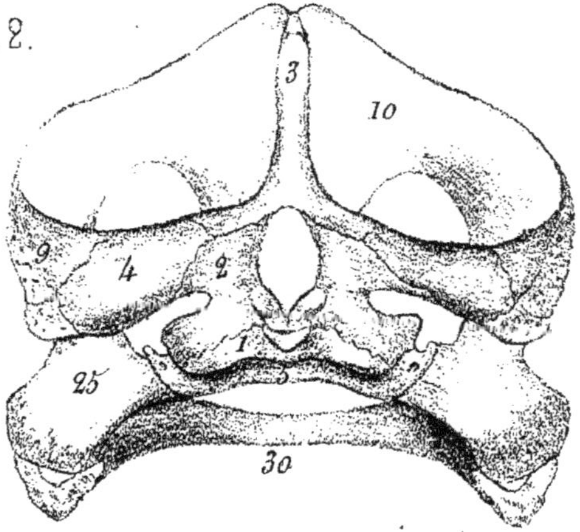
Fig. 3.
D.r Ramette et Bertrand, Lith.
Lith. Boehm et fils, Montpellier.

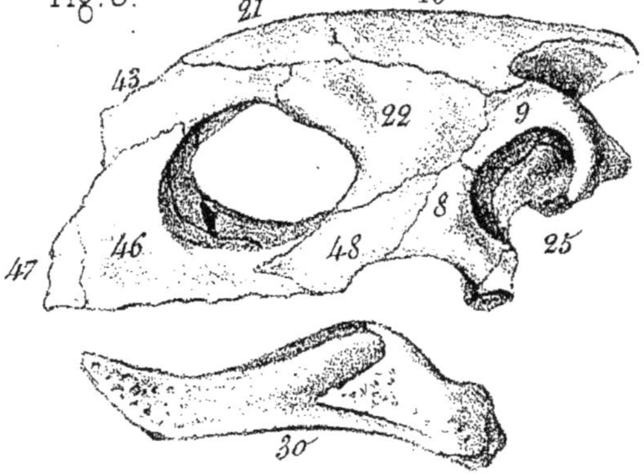

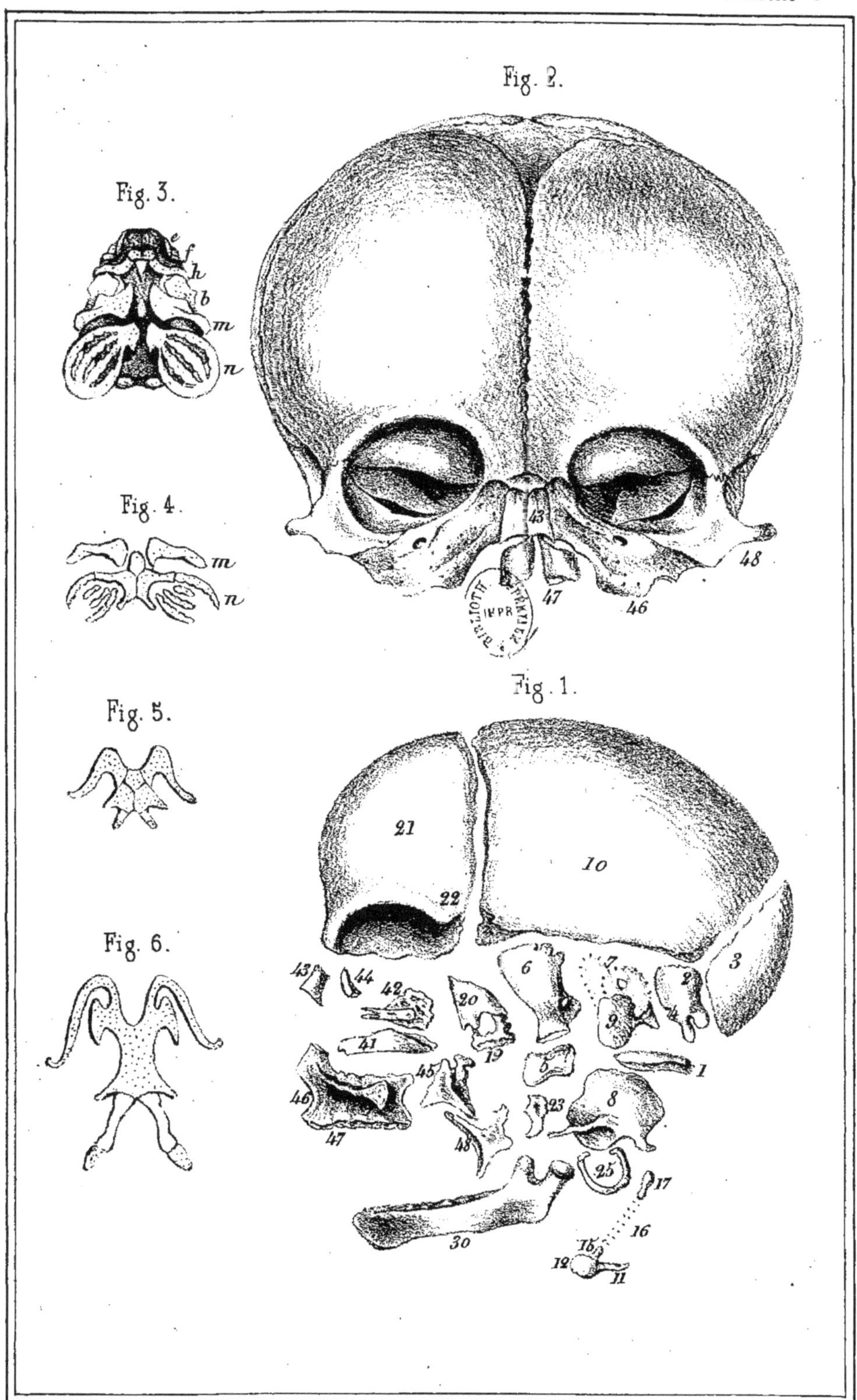

Fig. 2.
Fig. 3.
e
f
h
b
m
n
Fig. 4.
m
n
43
48
47
46
Fig. 5.
Fig. 1.
Fig. 6.
21
10
22
3
43
44
42
6
7
2
20
9
41
19
5
1
45
46
8
23
47
48
25
17
16
30
15
12
11

Planche 10. 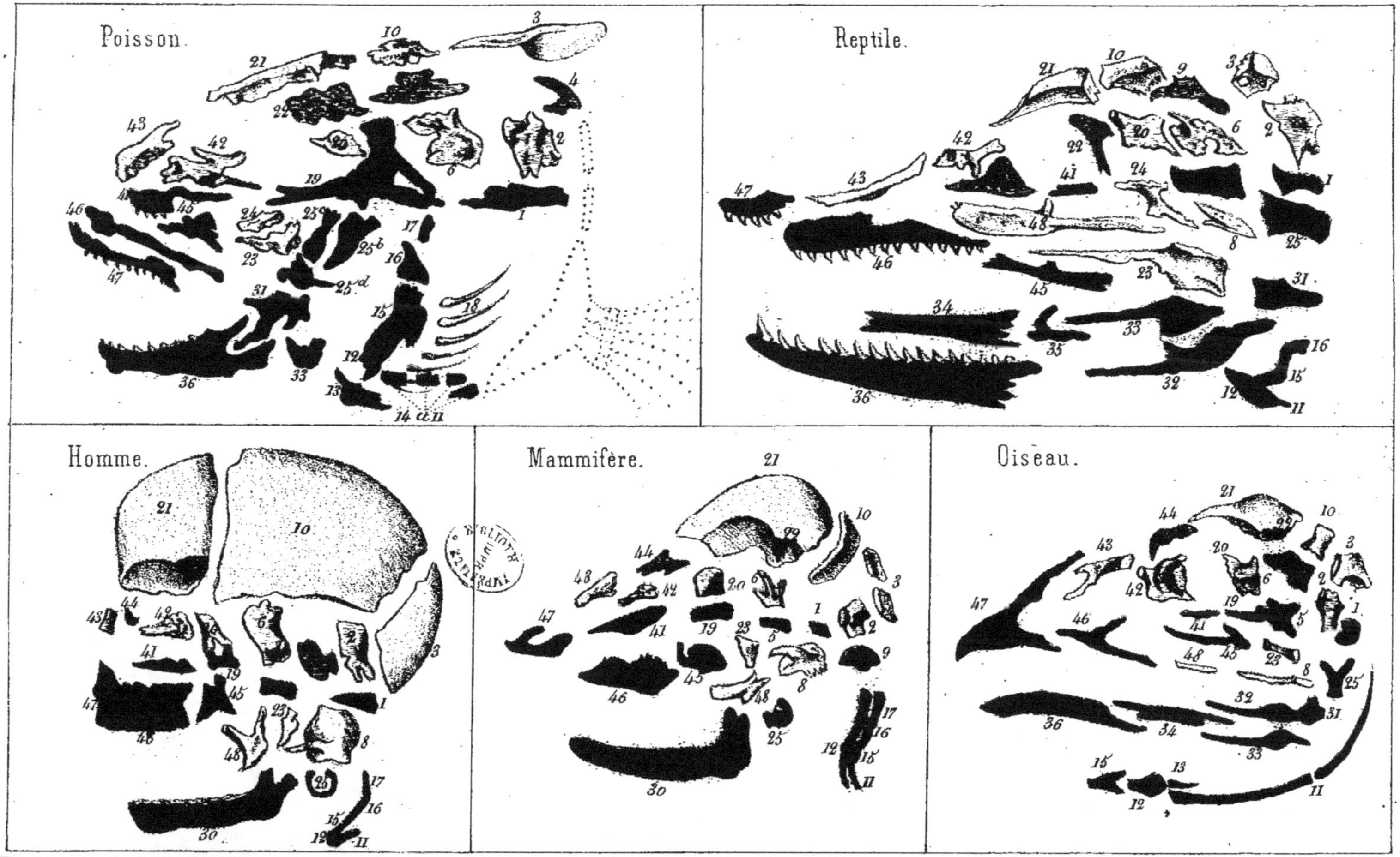
Poisson.
Reptile.
Homme.
Mammifère.
Oiseau.
Dr Ramette et Bertrand, Lith.
Imp. en couleur de Boehm et fils, Montpellier.

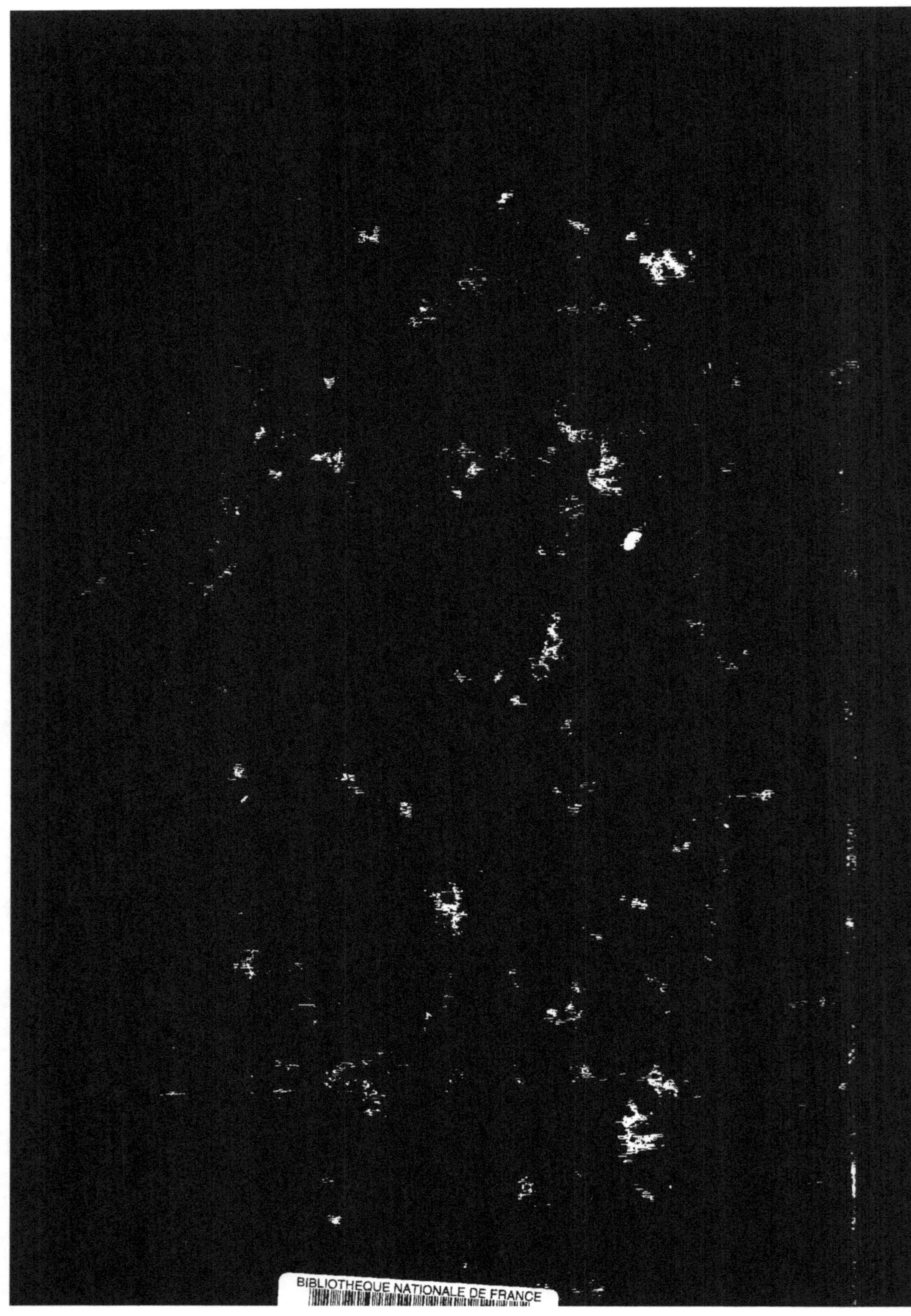